看病百事通

主编　严忠浩

编者　黄红余　　沈三华　　郭士远

　　　金昊雷　　何喜平　　黄群成

　　　沈前敏　　张界红　　肖玉萍

人民卫生出版社

图书在版编目（CIP）数据

看病百事通 / 严忠浩主编 . —北京：人民卫生出版社，2017
ISBN 978–7–117–25932–3

I. ①看… Ⅱ. ①严… Ⅲ. ①疾病 – 诊疗 – 基本知识
Ⅳ. ①R4

中国版本图书馆 CIP 数据核字（2018）第 004329 号

| 人卫智网 | www.ipmph.com | 医学教育、学术、考试、健康，
购书智慧智能综合服务平台 |
| 人卫官网 | www.pmph.com | 人卫官方资讯发布平台 |

看病百事通

主　　编：严忠浩
出版发行：人民卫生出版社（中继线 010-59780011）
地　　址：北京市朝阳区潘家园南里 19 号
邮　　编：100021
E - mail：pmph @ pmph.com
购书热线：010-59787592　010-59787584　010-65264830
印　　刷：三河市博文印刷有限公司
经　　销：新华书店
开　　本：710×1000　1/16　印张：9
字　　数：105 千字
版　　次：2018 年 2 月第 1 版　2020年 9月第 1 版第 2 次印刷
标准书号：ISBN 978-7-117-25932-3/R・25933
定　　价：28.00 元

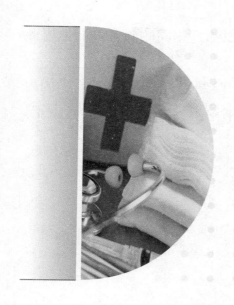

前　言

　　生病、看病是生活中的常事,但看病、治病也是老百姓的一项难事。

　　看病除了靠医生正确诊断和合理治疗外,更需要患者的密切配合,医生与患者之间沟通不足已成为目前疾病管理的"软肋"。在医疗工作实践中,作为临床医生的我深深体会到,患者及家属若能多了解一些看病的常识、多知道一点诊疗中的注意事项、多熟悉一些与医院有关的情况,能更好地促进医患沟通;能帮助医生做出准确的诊断;能使检查、药物和治疗发挥更好的作用;能使患者早日康复。

　　本书的编写目的,就是为了给患者及家属提供一些看病就医的靠谱知识,介绍一些现代的急症、门诊、化验、检查、服药、治疗、手术、护理、住院等方面的知识,力争做到全面、简明、通俗、易查、易懂,并体现现代医学和诊疗技术的发展。

　　虽然患者的层次不同,需求不同,但是作为患者这个"角色"是

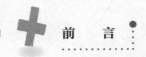

相同的,了解这些看病最基本的知识都是相同的、必需的,但愿此书能成为百姓看病就医的良师益友。

医学科学是在不断发展,医疗保险制度将不断完善,看病的内容还将不断更新。限于编者水平,书中不当之处,敬请读者指正。联系邮箱:a56493587@163.com

严忠浩
2017 年 7 月于上海

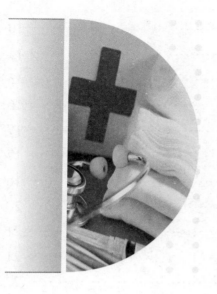

目　录

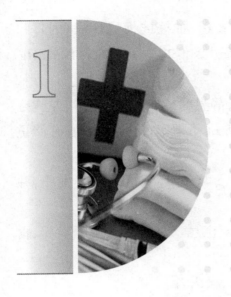

一、看急诊须知

　　急诊是指紧急救治和抢救。急诊的存在保证了我们在突发疾病、受意外伤害时，能在最短时间内得到专业、科学的救治。

（一）看急诊

1. 什么情况要看急诊

　　急诊有一定范围，不然的话，急需抢救的、急症的、不急的患者都去挂急诊号，那么，就会引起急诊科内的工作混乱，影响对真正急症患者的抢救和诊治。

　　一般来说，当发生下列突然病变或紧急情况时，应该到就近医院看急诊：

　　（1）患者发热体温在 38.5℃以上，尤其是幼儿和老人，应尽快就诊。

（2）凡患者有意识不清、昏厥、昏迷、抽搐或梅尼埃病（内耳眩晕症）发作。急性肢体瘫痪、血压高达 24.0/14.7kPa（180/110mmHg）以上者。

（3）患者有急性心力衰竭（如有静息时感到气急、心悸、左胸疼痛等）或者心律失常（如有明显心脏跳动频率过快、过慢或有严重节律紊乱、不规则等）。

（4）心前区突然疼痛、胸闷憋气、大汗淋漓、疼痛反复发作，并涉及肩部。

（5）患者有严重哮喘、呼吸困难、窒息、颜面青紫，及咽喉部、食管、气管或支气管有异物者。

（6）急性食物中毒，严重的呕吐、腹泻者。

（7）各种急性中毒者（包括服药、服毒自杀）。

（8）急性腹痛，腹肌紧张，腹痛拒按等。

（9）急性尿闭、尿潴留等。

（10）严重泌尿道感染（如有尿痛、尿急、尿频，伴发热等）。

（11）大出血：包括呕血、咯血、便血、尿血、外伤、自伤自杀、阴道流血、五官出血和腹腔内出血等。

（12）急性损伤、交通事故以及各种创伤导致急性软组织损伤、骨折、脱臼及外伤（24 小时内未作处理的患者）、冻伤、灼伤，或毒蛇咬伤、犬咬伤等。

（13）意外伤害，如电击、触电、坠落伤、溺水、烧伤、塌方挤压伤、工业外伤等。

（14）各种急性炎症及急性感染，如痈、丹毒、乳腺炎、中耳炎等，伴发热。

（15）急性青光眼、急性视力障碍、电光性眼炎、眼部异物等。

（16）突然出现皮疹，皮肤瘙痒伴胸闷气急、腹痛、腹泻者。

（17）急产、难产、流产、子痫等。

（18）各种慢性病急性发作或病情突然恶化者。

（19）经医生认为需按急症处理的患者。

2. 怎样看急诊

（1）首先要经值班护士鉴别了解情况，内容包括询问病情、测量体温、必要化验（如大小便等），以确定是否属于急症及区别急症的科别。

（2）严重或行动不便的患者，可向急诊科护士借取推床、轮椅、担架，便于移送患者。

（3）急症患者的挂号券、处方、检验单、检查单、手术申请单、入院通知单等，一般都加盖红色"急诊"两字。患者家属可以直接到急诊服务的专用窗口，办理各种手续。

（4）急症患者经医生检查治疗后，应该听从医生的处理，不要强求住院或留院观察。

（5）患者家属要向医生问清回家后治疗和休息等的注意事项。

（6）急诊治疗的目的是抢救患者的生命，改善患者的病情，并作出初步诊断，为进一步治疗做好准备。所以，对患者来说，并不是看过急诊就等于疾病已经痊愈。不论是什么急症，看过急诊后，还需要到门诊或专科门诊去作系统的检查，进行有计划的完整治疗。在复诊时，别忘记带上患者的急症病历卡，包括急诊化验单和各种检查报告。

3. 急诊的抢救室和留观室

一般医院的急诊科内都设有急诊抢救室和留院观察室（简称留观室）。那么，究竟什么情况患者需要进抢救室或留院观察呢？

（1）病情危重，虽经抢救但搬动时仍可能发生危险，不宜立即转入病房治疗者，可在急诊科抢救室继续抢救观察。

（2）病情较重，但一下子诊断还不能确定，回去后有可能会出现病情变化或危及生命者，可作短期留观治疗，以争取病情稳定。

（3）符合住院条件，但一时病房无床位，可根据条件暂住留观室处理。

（4）严重脱水，高热等需要补充些液体或作短时间治疗者。

是否进留观室留观，应由急诊科医生根据病情及各方面情况来考虑决定。患者及家属有要求可与医生沟通，但不能坚持己见，以致影响医院急诊科正常工作进行。

目前，一般医院的留观室条件比较简单，有时患者又较多，因此，进急诊科留观室留观诊疗的患者及家属应注意以下几点：

（1）有家属或亲友轮流陪伴患者，密切配合医务人员，观察病情，做好有关留观患者的护理、卫生及膳食等。

（2）如发现患者病情有变化时，应及时报告值班医务人员。

（3）在留观室内要保持安静，切勿高声谈笑；保持清洁卫生，勿乱丢纸屑果壳。

（4）随身携带必要生活用品，如毛巾、牙刷、牙膏、杯子、脸盆、碗、筷、热水瓶、卫生纸等。

（5）家属及陪伴人员要熟悉留观室周围环境，以便及时送化验标本，购取针药，处理患者大小便等。

（6）出留观室时，要向医生了解患者出院后的注意事项，怎样复诊，勿遗忘带回患者病历卡、药品和随身携带物品等。

（二）叫救护车

1. 拨打"120"

怎么拨打"120"，这个问题看似太简单了，但如果不注意一些事项，救护车不能及时赶到，会耽误抢救时间。

（1）遇到危重患者，首先要冷静，不要慌张而影响语言表达。

（2）"120"电话拨通后，要用普通话，吐字清晰，简明说：患者姓名、地址、病情。报告地址要详细，靠近什么路口，附近有否标志性建筑物，如超市、宾馆、学校等。介绍病情要扼要。留下联系电话，并要确保联系畅通。

（3）有条件的家属可在小区门口或马路交叉口接应救护车。

2. 救护车未到之前

当救护车尚未到达之前，作为患者的家属、亲友或邻居决不能坐等，更不能惊慌失措扰乱患者，如哭叫患者名字等，乱摇患者的身体。这样做不仅无济于事，反而加重病情。甚至往往就因为错失宝贵的这几分钟，而失去抢救的时机。因此，我们平时就应该熟悉一些现场急救知识，例如人工呼吸、心脏按压、包扎止血、骨折固定等。在救护车未到之前，必要的现场急救对抢救患者的生命是十分有益的。目前仍有很多急症患者都因为错过了急诊抢救的"黄金6分钟"，而面临预后效果差，甚至失去生命的结果。

在自行抢救时，操作要准确有力，必须沉着、大胆、细心、耐心，不能轻易放弃或中断急救。特别是对于生命垂危的患者，应随时

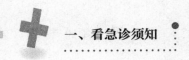

注意他的心跳、呼吸。在转运时，仍要密切观察，必要时继续做人工呼吸和心脏按压。

如遇意外事故时，还必须注意保护现场。

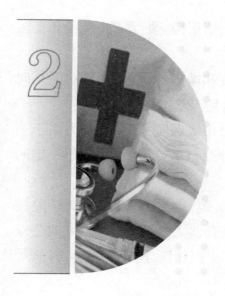

二、看门诊须知

门诊通常接诊病情较轻的患者,经过门诊医生一整套的诊断手段、辅助检查,给患者得出初步诊断,门诊医生能够对症治疗解决的即给予患者进行治疗。如果门诊医生对患者的病情有疑问或诊断为病情较重较急,则将患者收入住院病房、在医院进一步检查或进行手术等治疗。

(一) 选医院

1. 医院的等级

近年来,根据医院的规模、功能以及设备条件、技术水平、医疗服务质量等,将医院分为不同级别和等次。由基层医院往上逐级分为一、二、三级医院,每级医院又根据其服务质量、医疗技术、管理水平等情况分为甲、乙、丙三级。明白了医院等级相应的医疗服务范围和技术水平,对于根据不同病情正确选择医院,合理开支医疗费用是大有益处的。

一级医院大部分是乡、镇卫生院和城市街道医院,其功能是向社区的公众提供预防、医疗、保健、康复等基本医疗服务。

二级医院大部分是县、区和部分市级医院,其综合能力高于一级医院,主要功能是向公众提供多种综合医疗服务,并承担一定的科研、教学任务。

三级医院大多是省、直辖市级医院、中央部属医院、医学院校的附属医院等,是我国医疗水平、综合实力最高的医院,可向公众提供专业水平较高的医疗服务,以及担任医学院校教学、科研等任务。

医院级别越高,其医疗水平越高,提供的医疗服务范围越全面,看病所开支的费用相对也较高。

2. 小病首选社区医院

有的人生病后,习惯直接去大医院,认为大医院医疗技术高,医疗设备好,看病放心。患者及家属有这些想法是可以理解的,但有很多初发病的患者不管病情轻重缓急,都直接到大医院看病,就不可取了。有时患者反而费时、费钱,又不一定能得到及时处置。随着医学模式的转变,大医院的专科分工越来越细。不少三级甲等医院的一些特色专科确实非常有名,许多患者慕名而去。但是,专家固然临床经验丰富,但他的专长技能往往聚集在某一专科疾病的诊治上。如果患者盲目求医,看病只看医生的年资和名气,而没有找对医生,则往往陷入费钱费力的误区。大医院的功能应该是收治危重患者和疑难杂症患者。

在全科医学发展比较完善的发达国家,90%以上的疾病在社区中由全科医生解决。我国的大多数民众对全科医生不甚了解，认为全科医生就是"万金油"，没有专长，所以不愿意找全科医生看病。其实，全科医生身兼医生、教育者、咨询者、健康监护者、卫生服务协调者、家庭康复指导者和医疗保险体系"守门人"等数种角色。他们具备特殊的专业素质，不仅能有病治病，而且能无病防病。

因此，对于常见病、多发病的及时有效处理，使患者得以最大程度康复，就是全科医生最具优势的专长。理智的患者如果得的是一般性疾病，或者已经确诊为病情稳定的慢性疾病，应先到社区卫生服务中心，请全科医生诊治。小病就可直接得到及时有效处置，既省时又省钱，同时还解决问题。对于较复杂的疾病经全科医生初诊，再转诊到大医院，这样患者可以少走弯路。

小病进社区，大病到医院的看病方法，对于那些基层医疗机构能够准确诊断和有效治疗的常见病、多发病的地区，就地治疗比到上级医院求医要方便得多，现实得多。目前，我国已有大量训练有素的全科医师在基层医疗机构工作，他们能诊治各科常见病，并关注疾病的预防、病后康复，关注患者健康相关心理问题，实施"以人为本"亲情服务。当然遇有疑难杂症，也会及时帮助患者转诊。

3. 什么情况去大医院

95% 以上的病症都是常见病，且不需要上大医院，在社区医院就可以解决。只有 5% 左右的病症确实需要去大医院做比较全面、详细的检查。通常以下病症建议去大医院：

（1）持续高热或低热，经抗感染治疗仍不能退热的。

（2）不明原因的头晕，且频繁发作的，不明原因的呕吐，不明原因的消瘦。

（3）大便有血。

（4）尿血或小便困难、少尿、无尿。

（5）全身出现面积较大的紫癜。

（6）左胸闷痛或呼吸气急。

（7）婴幼儿及妇女孕期内疾病。

（8）有黄疸症状，如眼白黄染，小便颜色如茶等。

（9）妇女非经期阴道不规则出血或月经不调。

（10）身上发现包块，或以前一直不变的疙瘩、囊肿或痣疣突然发生变化或快速增长的。

（11）性器官病症。

（12）眼红、眼痛、视力减退、视物变形等。

（13）各种较重外伤。

（14）社区医院医生建议转诊的病症等。

4. 当心看病"陷阱"

当改革开放后，全国各地的医疗机构也"千树万树梨花开"了。花多当然美，对于普通老百姓而言，医疗机构多了，就诊是方便了，但未必梨花朵朵白，各种"杂色"的医疗机构也同时粉墨登场了。以下几种情况患者及家属都要勤思考、慎抉择，避免不必要的经济损失，以及贻误病情，甚至危害健康。

（1）"李逵"和"李鬼"

有些医院有意将自己医院名称与国内知名大医院雷同或相似，让人不知虚实。乍一看是"李逵"，进去了才发现是"李鬼"。还有一些，也不能说是"李鬼"，但确实又不是患者想找的"李逵"。例如著名的协和医院、中山医院，随便在互联网上查一下，至少也有几十家，它们都和大家慕名的中国医学科学院北京协和医院、武汉华中科技大学同济医学院附属协和医院、上海复旦大学附属中山医院没有任何关系。

最好办法是直接打电话到中国医学科学院北京协和医院等问一问,他们在此处有没有分院,你所要去的医院和他们有没有关系。在核实和查询时,一定要报医院全称,地址和名称越详细越稳妥。

(2)"大旗"和"虎皮"

有的医院本身实力有限,却拉出大旗做虎皮,将自己冠名为"全国"、"中国"、"中华"某某学会、协会、研究会的临床基地或分支机构,不仅如此,广告做得大气磅礴,路边广告牌、电线杆上广告旗、公共汽车车身、本地广播电台乃至电视台,都可看到它们的身影。除了医院牌子大得吓人,还要打上某某大医院某专家坐诊或顾问等。

对于这种广告,你只要认真想一想,国内著名的大医院本身名气就很大,患者很饱和了,患者为了挂上号和等上床位还在那里翘首以待,哪里还需要无孔不入地去做广告拉患者呢?

(3)认清"院中院"

当下,有的医院出租科室已经是一个公开的秘密了。很多患者搞不懂,自己明明去的是正规医院,怎么进了个人承包的科室呢?这些"院中院"科室一般多集中在皮肤性病、美容、男科、不孕不育和肝病等边缘科目,或者是中医看风湿、类风湿、糖尿病、银屑病之类的。这些病或本身难以根治,或患者有难言之隐,往往又是慢性病,是"院中院"赚钱的好科目。

(4)慎防"医托"

所谓"医托"就是某些医疗骗子,专门到正规医院附近或挂号处哄骗不明真相的就医群众到那些所谓专家门诊去看病,骗取钱财后坐地分赃的骗子。医托基本上都是社会上的闲杂人员或者无业游民,常有组织守候在大医院门口的公共汽车站、医院门口、医院大厅挂号处,一旦有合适的目标患者出现时,他们就会主动上去搭讪、攀老乡、套交情,旁敲侧击地摸清患者患何病后,再有意现身说法,摆出一副同病相怜或为老乡的冲天热情,声称自己也是这个病,就是在某医院或某专家看好的,那里收费低,疗效好等。

很多原本打算在大医院就诊的外地患者或老年人、妇女;或因为远道而来没挂上专家号的;或者挂号排队等候太久不耐烦的;或本来是在大医院治疗效果不明显的慢性病;或者有难言之隐本来不愿意在大医院露面的,经不住他们忽悠,常常上当受骗。

现在很多医托也逐渐"专业"化了,他们通过多年忽悠积累了一定的医学常识,只要你透露疾病的名称,他就能准确地说出相应的症状,并能把自己当初如何得病深受其苦,后来某专家妙手回春,药到病除说得神乎其神,让你不得不信。因此,患者必须提高警惕,慎防上医托的当。医托是医药行业的公害,不但扰乱了正常医疗秩序,而且还使患者蒙受钱财损失,轻者延误疾病治疗,重者造成不可挽回的严重后果。

（二）对症挂号

什么病挂什么科的号,似乎是很简单的问题,但也是容易出错的问题。尤其是大型医院,不但科室设置齐全、治疗专业分工精细,而且大科分小科、科中再分小专业。如内科可分为神经内科、消化内科、肾内科、心内科等。有的心内科又再细分冠心病、心律失常、高血压病、先天性心脏病等科室。

现代医学各科都有密切的联系,不能简单地讲某一种病属于哪一科,很多疾病既是属于内科,又可属于外科。例如,胃溃疡呕血,如非手术治疗是属于内科,而胃溃疡需做手术治疗时就属外科。

现在的医院在门诊部的进口处，一般都设有预检处或服务台，可以提供咨询服务。

1. 挂对就诊科室

为了方便患者看病时与治疗科室"对号入座"，现将看病时的症状表现与应该选择的科室介绍如下：

（1）口腔疾病，包括牙齿、牙周组织、口腔黏膜、颌骨、口底、唾液腺、颌关节、舌、唇等组织器官的疾病应该挂口腔科。

（2）各种皮肤及头发、指（趾）甲疾病（不包括皮肤外伤）及各种性病，应挂皮肤性病科。

（3）眼睛疾病包括上、下眼皮，应挂眼科。

（4）外耳、中耳、内耳、鼻腔、鼻窦、咽喉部的疾病，应挂耳、鼻、咽喉科。

（5）女性生殖系统的疾病，包括外阴、子宫、卵巢、盆腔的疾病以及女性不孕等挂妇科。

（6）女性围产生育期保健、生育的检查和分娩、产前、产后的疾病属产科。

（7）在设有小儿科的医院，凡12周岁以下儿童的内科疾病，应看小儿科。如没有小儿外科，则小儿的外科疾病仍挂外科。小儿的眼、耳、鼻、咽、喉、皮肤、口腔等疾病则仍挂眼、耳、鼻、咽、喉、皮肤、口腔科各科。如没有专门小儿科的医院，小儿科通常包括在内科里面。

（8）内科的范围比较广泛，一般包括发热、疼痛、水肿、眩晕，非外伤性引起的心血管、消化、呼吸、内分泌、神经、泌尿系统的各科疾病。

大医院把内科又分为：

1）呼吸内科：有发热、咳嗽、咯血、呼吸困难、哮喘、呃逆、胸痛等症状。

2）消化内科：治疗恶心、呕吐、便秘、腹泻、吞咽困难、食欲异常、胃肠胀气、呕血、便血（便血呈柏油样看消化内科，呈鲜红色看肛肠外科）、黄疸等疾病。

3）心血管科：治疗心悸、发绀、胸闷、气短、前胸疼痛、低血压、脉搏异常等疾病。

4）肾内科：主要治疗尿痛、尿频、尿急、尿量异常、尿色异常、血尿、水肿、肾区不适等。

5）神经内科：治疗头痛、失眠、面瘫、瘫痪、眩晕、肌无力、肌肉萎缩、痴呆、步态障碍、不自主运动等疾病。

6）内分泌科：肥胖、消瘦、生长发育异常、血糖尿糖升高、甲状腺肿、突眼、情绪易激动、不明原因怕冷怕热、疲劳乏力等病症。

7）血液科：有出血（指不明原因的持续性出血，如口腔、牙龈出血等）、贫血（造血功能障碍引发的贫血）、紫癜、不明原因的淋巴结肿大、身软乏力等病症。

（9）肿瘤的非手术治疗，如放疗、化疗等，该挂肿瘤科。

（10）一般损伤、烧灼伤、炎症、肿瘤、乳房、四肢、脊柱、骨骼、肌肉以及肛门的疾病都属外科。胸、腹、内脏、神经、血管需要手术的也属于外科，通常应该先看内科，经确诊需要手术再转诊到外科。大医院又把外科分为：

1）普外科：腹痛、腹胀、黑便、腹部包块、下肢静脉曲张等。

2）乳腺外科：乳腺红肿、痛，乳腺肿块等病症。

3）肛肠外科：直肠、肛门疾病。

4）胸外科：咯血、胸部肿瘤、食管疾病和肿瘤、肋骨骨折、纵隔肿瘤、肋间神经痛等。

5）心血管外科：主要治疗心脏及主动脉、静脉血管病变，如先天性心脏病、风湿性心脏病引发的心瓣膜改变、冠状动脉搭桥及大血管畸形等疾病。

6）泌尿外科：有肾、输尿管、膀胱、外生殖器的畸形、损伤、结石、肿瘤，性功能障碍等。

7）骨科：腰腿痛、骨外伤、四肢疾病、关节疾病、颈椎病、骨骼炎症、肿瘤、畸形等病变。

8）烧伤科：各种物理、化学烧伤及皮肤整形等。

9）神经外科：有脑卒中、脑肿瘤、头颅外伤、周围神经损伤、颈椎病等病症。

（11）男性病科：治疗男性生殖系统器质性、感染性及功能性疾病（如外生殖器畸形、前列腺炎、阳痿、早泄等）、男性不育症等疾病。在未设置男性病科的医院，此类疾病科挂泌尿外科。

（12）中医是我国传统医学的伟大宝库，中医和西医各有所长。中医包括中医内科、中医外科、针灸科、推拿科、正骨科等。

（13）普通医院不设精神科和心理门诊，一般在每个地区都设有精神卫生的专科医院。

心理门诊（专科）是医学发展的产物。心理门诊是针对心理问题和心理障碍的诊治。精神病科是诊治精神障碍疾病的专科，如患者有幻觉、妄想、离奇行为、无自理能力。

（14）其他：为了有利于提高医疗质量，有些医院设有专科门诊。如冠心病门诊、腰痛门诊、疼痛门诊、肝炎门诊、关节炎门诊等。一般这些专科门诊需先看内科或外科，或者在其他医院已经确诊后，再转到专科门诊。

在夏秋季节，如就诊的医院设有肠道门诊，凡是有腹泻、呕吐

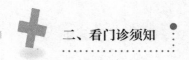

的患者都应该到肠道门诊看病(一般在每年 5 月 1 日 ~10 月 31 日开诊)。有的医院在某传染病流行季节,可能设有发热门诊,凡是有发热的患者都应该先到发热门诊看病。

2. 挂专家号

医院里的医生也讲技术职称、分等级,职称是对于每位医生的医疗技术水平及科研教学水平综合评价的一种方法,从某种意义上讲,一定程度上可以反映该医生的医疗技术水平及教学水平的参考依据,但并不能完全代表该医生医疗技术水平的高低。

临床医师按职称由低到高依次为住院医师、主治医师、副主任医师、主任医师。在一些承担医学教学任务的医院里的职称序列,由低到高依次为助教、讲师、副教授和教授。只有在高校承担教学任务,才有教学职称;如果某个专家不在学校授课,那他可能就只是副主任或主任医师,而不能称之为教授。一般副高以上职称(副教授、副主任医师以上)的都习惯称为专家。

在医院里,普通号一般由住院医师或主治医师出诊;专家号一般由副主任(副教授)以上医师出诊。特需门诊由国内知名专家出诊,时间、挂号数有严格限制,必须提前预约、收费高,挂特需门诊前应搞清楚该专家的专长是否与自己的疾病符合。

选择专家门诊,需要根据自己的病情、经济条件和专家的特长来决定。有些患者一到医院,不论是看病、检查、手术或用药,要求都较高,找名医看病,请专家手术,用高精尖设备检查,用进口的药物治疗。但是,从对患者负责的角度来看,评价一个医生的水平高低,主要是看他能否让患者少花钱,治好病。找医生看病也要实事求是,当自己患了疑难重症时应该早日请有权威的专家诊治。如果是一般小伤小病就不必去看专家门诊了。另外,必须知道,药物的应用是没有最好的,只有最适宜的。

在具体选择专家门诊,挂专家号时,还有注意以下几点:

(1) 详看挂号大厅上的专家介绍栏,应选择与自己所患疾病对应的专家。

(2) 要选择挂号,即使同一专科的专家,也各有所长。例如同是口腔科专家,有的专长补牙;有的专长镶牙;有的专长颌面部手术;有的专长牙列不齐矫正等。

(3) 相对定人诊治。如果你患有慢性病、且长期在这个医院诊治,最好能固定与某位专家建立联系,有利于了解你的病情,掌握治疗的规律。

(三) 看病须知

怎样看病? 有许多讲究,了解这些知识,对患者的诊治是十分必要的,有时考虑不周或准备不够,都可能会导致看病多花时间、多花钱、多跑路,甚至影响最终的治疗结果。

1. 科学的就诊理念

作为一个患者花钱去医院看病,并不是一种简单的"买卖"关系,因为生命和健康是无价的。不是用金钱可以来衡量的。另外,医生不是神,不是万能的,医学的能力在疾病面前是芝麻和西瓜的关系,人类可以登上月球,但一次伤风感冒的并发症却可以是致命的。因此,患者看病首先要对医学的局限性有认识。

(1) 正确的看病态度:看病就像打一场没有硝烟的战争。在这场战争中,患者和医生的共同敌人是疾病,医生是患者的同盟军,他们有共同的目标和不同的责任,只有相互信任相互配合,才能打

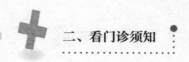

败共同的敌人——疾病。

（2）要理解疾病转归有个过程的道理：有的患者错误认为，疾病的转归过程长短与花钱多少呈平行关系，钱花得越多，用药越贵，病就好得越快。其实，疾病的转归需要一个过程，很多疾病是依靠患者自己增强自愈力而痊愈的，提高自愈力需要过程和时间，医生的治疗只是帮助患者提高自愈力，减轻症状，预防并发症发生，痊愈的关键还是在患者自身。在与疾病的斗争中，患者要理性认识到自己才是主力军，医生只是同盟军。

（3）理解医学的局限：虽然现代科学发展突飞猛进，人类研究疾病取得了非凡的成就，但这些成就与对疾病和人体的未知、复杂相比，是"有限"面对"无限"。人类目前4000多种常见病，90%没有特效药可治，最常见的感冒也不是靠药物治好的。所以，患者千万别误认为花了钱，医生就得看好病，看不好病就是医生的责任。疾病的未知东西太多，人体的机制太复杂，医学的能力往往显得很苍白和无能。医生不是神，医学面对疾病不是万能的，目前医学有太多的无奈。因此，患者在看病时要降低对医学的期望值，否则期望越高，也许失望就越大。患者不能忽视医学的社会性和科学性。

2. 看病前的准备

看病要做什么准备吗？事实上，有准备与无准备大不一样。

（1）看病前要把自己的病情在头脑里，按前后主次整理一下。如果是复诊，还应该把上次就诊后用药情况，治疗效果做一番归纳，以便向医生叙述。准备以往所做过的检查结果及病历资料，能帮助医生快速了解发病史，也避免重复检查。

（2）看内科的患者如有发热、畏寒情况，在看病前可在门诊护士处先测量体温。

（3）看骨科、胸外科、肺科、消化道门诊拍过 X 线片的患者要看病前准备好 X 线片。

（4）看口腔科的患者,在家应该把口漱好,途中不能再吃东西,包括饮料,以保持口腔清洁。

（5）眼科患者在看病前要先在护士处检查视力。

（6）看五官科咽、喉部疾病的患者要把口漱清;看鼻腔的患者要清除鼻腔中的分泌物;看耳朵的患者最好先用双氧水棉签把外耳洗抹干净。

（7）看妇产科的患者应该在家洗净外阴部,看病前候诊时需排空小便。记清楚自己末次月经日期。

（8）酒后或大量吸烟后就诊,可引起脉搏显著加快,血压波动,容易产生某些假象,给诊断造成影响。

（9）就诊前切勿化妆,尤其是不能浓妆艳抹。因为化妆品会掩盖本来的肤色,对诊断贫血、黄疸、斑疹、丘疹、血管痣等疾病不利。

（10）就诊前不宜用药,除非病情紧张需用的抢救药之外,一般就诊前不宜用药,因为有些药物可以掩饰症状。看病前如果已经吃了药,特别是降压药、镇痛药、解热药等,应在看病时向医生说明。

（11）在医院看病时,需要上下检查床,露出需要检查的部位,接受特定的检查。因此,去看病时,应该穿容易穿脱的宽松衣服,选择一双舒适容易穿脱的平跟鞋。女性患者就诊时,最好不要穿连衣裙,穿分身的上下装,也不要穿连裤袜为宜。

（12）患者有什么药物过敏史,就诊时需向医生说明。

（13）儿童、聋哑、行动不便或病重的患者,可由一位家属或亲友陪随患者进诊疗室看病。聋哑患者可把自己的症状写在纸上,

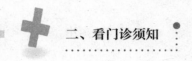

带好纸和笔,以便和医生用文字交流。

(14) 在候诊时如果出现特殊不适或病情发生明显变化时,要及时与门诊医务人员联系,尽早得处理。

3. 诉述病情

患者应该详细、正确地将自己的病情主动告诉医生。那么,究竟怎样向医生陈述病情呢? 以下几点可供参考:

(1) 来看病的主要不舒服是什么? 什么时间开始的? 开始时怎么样? 现在又怎样? 经过什么医院诊治? 用过什么药? 有其他医院病历卡最好带上。

例如,发热患者告诉医生发热了几天,是发热持续不退,还是不规则发热,高高低低,时退时发,是否伴有头痛、鼻塞、咳嗽、腹痛等其他症状,在其他医院看过吗? 是否用过退热药、抗生素等。又如腹痛患者要告诉医生什么时候开始痛的? 是突然发作还是逐渐加剧的,痛的部位在什么地方,开始在什么部位痛,后来转移到什么部位痛,是否伴有恶心、呕吐或腹泻等。患者不要自作聪明,用病名代替症状,如腿痛,就不要说"坐骨神经痛"。

(2) 讲清以前曾得过什么病,因为有些疾病同以前的病有密切关系。例如冠心病患者以前是否有过高血压病、糖尿病、血脂异常等。

(3) 患者回答医生的问题要力求详细、准确,不要含含糊糊,也不应该隐瞒,不必怕羞。这样才能使医生得到足够的资料进行诊断。有些问题一般人看来是不重要的,但在医生的眼里可能是十分重要的诊断依据。有的病在早期往往缺乏客观体征,而主要依靠患者自己诉述的症状,使医生得到初步印象。

(4) 怀孕妇女要向医生说明停经史,避免服用导致胎儿畸形的许多药物。

（5）患者在诉说自己疾病时，要突出重点，主次前后分明，避免故意夸大症状或者啰啰嗦嗦地讲了一大堆，而主要的问题反而没突出，甚至忘掉。

（6）如有用药过敏史，千万别忘记告诉医生。

4. 配合医生测量血压

测量血压是看病中常用的检查方法。正常人的血压并不是恒定不变的。一个人在不同时间、不同情况下测量血压，常常会发现血压时高时低。我们在看病时，应该注意下列影响血压波动的因素：

（1）情绪波动或精神紧张，可引起血压升高。

（2）剧烈的运动或劳动，酒醉饭饱之后，可以引起血压升高。

（3）寒冷的环境可使血压偏高；高热的环境可使血压偏低。

（4）一般白天比晚间血压略高。

（5）测量血压时，患者因紧张心理而屏住呼吸，也可使血压升高。患者姿势要正坐，手臂平放，手心向上，上臂和心脏同一水平位，肌肉要放松。

5. 做 24 小时动态血压监测检查的注意点

24 小时动态血压监测（缩写 ABPM）是通过血压监测仪对受试者的血压进行 24 小时动态观察，受试时应以正常生活状态为准，避免剧烈活动和情绪过度波动，不饮烈酒及过量咖啡，不嗜烟。在医院门诊检查时，带好检查单和身份证。

做 24 小时动态血压监测的患者需要注意：

（1）动态血压监测多采用无创性携带式动态血压监测仪。测压间隔时间白昼一般 15 分钟或 20 分钟,夜间为 30 分钟或 60 分钟。应连续观察 24 小时。监测结束后,数据通过计算机处置。

（2）监测时,受检者佩戴袖带的上臂要尽量保持静止状态。袖带位置移动或松脱可导致较大误差,或测不出来。

（3）睡眠时上臂位置变化或躯干压迫,可影响血压读数正确性。

6. 配合医生体格检查

检查头颈部时,患者要把颈部肌肉放松,任由医生做左右或前后摆动。检查胸部时,患者尽可能解开或拉起胸部衣服,端坐或仰卧,平静地呼吸。做肺部听诊时患者不要讲话,做深呼吸。检查腹部时,在检查床上仰卧,屈膝,放松腹部肌肉,张口呼吸,并用腹部肌肉做呼吸运动。检查四肢时,按医生指示准确做动作,两侧用力均匀,以免影响检查结果。

在体格检查时,医生往往会示意患者做一些指定的动作以配合检查。例如。检查眼睛时会要患者上下左右看;检查咽喉时会让患者张口"啊"出声;做肛门检查时,会让患者保持一定体位;小孩在做五官检查时,由家长怀抱。所有这些都是为了使检查达到一定的效果。

当妇科检查,遇到男医生时,女患者不要紧张,你在医生面前就是一个患者,况且一般情况下,男妇科医生在对女性患者做检查时,会同时有一个女性护士在场。

此外,患者在检查时要如实地反映其主观的感觉,包括:舒适、痛苦、疼痛、心慌、气促、头晕、恶心、胸闷等。例如,当医生按压患者腹部时,患者要准确地指出压痛最明显的部位。因为不同部位的压痛点往往反映出不同的疾病。如压痛点在左上腹部,则多为胃、胰腺等器官的疾病;在右上腹部则多为肝、胆道的疾病;右下腹部则可能是阑尾炎和回盲部的疾病。如实地向医生反映,以供医生在诊断或治疗时作参考,及时地做出相应处理。

7. 拔牙前后

拔牙实际上也是一项手术,并非随时随地想拔就拔。拔牙非小事,不注意可以引起大出血、感染或败血症等并发症而危及生命。

有下列情况不宜拔牙:

(1) 严重的心血管疾病,如严重频繁的心律失常;最近有心力衰竭病史,目前仍有明显心率快、气促;心肌梗死后六个月内;有频繁发作心绞痛;有Ⅲ度房室传导阻滞,心率低于 55 次/分,以及如血小板减少性紫癜、再生障碍性贫血、血友病等。

(2) 有出血性疾病。

(3) 精神疾病发作期。

(4) 妇女月经期,妊娠最初 3 个月及最后 3 个月。

(5) 恶性肿瘤。

(6) 严重肝、肾功能损害及肝病活动期。甲状腺功能亢进症状未控制者。

(7) 安装心脏起搏器患者。

(8) 糖尿病症状未控制以前,空腹血糖在 8.9mmol/L 以上者。

(9) 有普鲁卡因麻醉药过敏史。

(10) 剧烈的运动、劳动后,饮酒后不宜拔牙。

(11) 牙齿处于急性炎症期,应暂缓拔牙。

拔牙患者还要注意:

(1) 在拔牙前,先吃一点东西,不宜空腹,然后把牙刷干净。

（2）中老年患者在拔牙前测试血压。

（3）拔牙后要咬紧口中纱布块，1小时以后吐掉。

（4）2小时内不能吃东西。当天宜吃软食，以温冷食品为宜，可用另一侧牙咀嚼。

（5）拔牙后当日勿漱口，不要多吐口水，防止出血，感染。

（6）拔牙24小时内，口水中有血丝是正常现象。如遇出血不止，立即去医院检查。

（7）拔牙当天，尽量少运动，少讲话。忌烟酒及辛辣食物。

（8）如拔牙时口腔有缝合，缝线一般需要4~5天才可拆线。

（9）拔牙后3个月，待创口长平后，方可镶牙。

8. 骨折患者上石膏

骨折患者的骨折部位使用石膏固定，是外科经常碰到的事情。患者上石膏需要注意：

（1）刚上石膏10~20分钟，石膏未发硬，不能随便移动患肢预先安置好的位置，也不要随便按压。否则，会影响骨折的愈合和今后的功能。

（2）石膏稍干后，可到室外通风处吹干，千万不可用火烤，以防止石膏脆裂或患者烫伤。

（3）上石膏24小时内如发现上石膏部位太紧，暴露在石膏外的手指、足趾出现肿、胀、青紫、麻木、疼痛，应及时到医院去检查。同样，如发现石膏固定太松，也要重新调换，以达到固定作用。

（4）避免异物、纽扣掉入或蟑螂等钻入。

（5）下肢或足部上石膏后，一般不宜着地行走。

（6）夏天要保持凉爽，避免出汗；冬天要注意保暖，戴上手套或穿上袜子，或包上毛巾。

（7）上石膏 1~2 周后,有时原正好的石膏会因肢体肿胀消退而松动,这时应该及时更换。

（8）当上石膏部位有异常臭味或疼痛时,应该到医院拆开检查,但切勿自行拆除石膏。

（9）根据骨折部位与情况,决定上石膏固定时间,一般上肢骨折,石膏固定 4~6 周,下肢骨折则 6~8 周。总之,要听从医生安排,不要随便拆动石膏。

9. 门诊小手术

一般医院都设有门诊小手术室。在每星期固定的时间进行简易的门诊手术。门诊手术都由医生在看病时预约登记。做门诊手术的患者要注意什么呢?

（1）在手术前一天要洗澡,换上干净的衣服,头部手术要理发、洗头。手、足部的手术要修剪指(趾)甲。

（2）需要用针剂、药物做准备的手术,患者要按医生规定的时间注射或服用。

（3）虽然是门诊手术,最好还是有家属或亲友陪同。

（4）带好手术通知单,门诊病历卡,到收费处付手术费用,带上收据,在医生预约时间提早 15 分钟到达门诊手术室门口等候。

（5）听从门诊手术室护士的指导,在手术前做好必需的手术准备,如青霉素皮肤试验;排空大小便;备皮(剃毛)、灌肠等。

（6）妇女月经期、妊娠期;患者有严重心血管疾病;高血压达 24.0/13.3kPa（180/100mmHg）以上;严重肝、肾功能损害以及发热或其他急性疾病时都禁忌手术。

（7）手术回家后,如有伤口出血不止,缝线的伤口崩裂,剧烈疼痛或者发热等,要立即去医院检查。

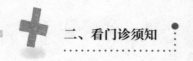

患者手术后，可以在医院休息片刻。陪同的家属、亲友要向医生问清复诊或换药时间。

一般门诊小手术伤口缝合拆线的时间是：

（1）脸、颈部小手术缝合后 4~5 天可以拆线。

（2）背部、腰部、胸腹部的小手术缝合后 5~7 天拆线。

（3）四肢小手术缝合后拆线需要 7~10 天。

（4）手、足或关节部位，则需要 10~12 天。

（5）凡营养不良，贫血或年老患者，还应该适当延长 2~3 天拆线。

10. 什么情况要看妇科

妇女有哪些症状时，需及时看妇科呢？

（1）外阴瘙痒、红肿、白带增多，且有异味、血丝。

（2）尿频、尿急、尿痛、尿道灼热、刺痛。

（3）阴部、肛周皮肤或黏膜赘生物或溃疡，并逐渐扩大者。

（4）下腹部有包块、下坠感、胀痛等不适。

（5）性交痛或性交出血。

（6）腹股沟间淋巴结明显肿大、压痛者。

（7）阴部出现群集小水泡。

（8）月经周期不规律，经期延长，经血量增多，有血块，伴尿频、乏力、头晕。

（9）白带增多，有异味，带血性或脓性黄水样白带。

（10）更年期的各种不适。

（11）不孕症。

11. 妇科检查要注意的事项

妇女因妇科疾病去医院求医时，或者做健康普查时，都需要做妇科检查（在月经期无特殊的必要，一般不做妇科检查）。那么，妇科检查查些什么呢？在检查过程中与检查前后，患者应注意些什么呢？

妇科检查一般指女性生殖器官的检查，包括外阴部、阴道、子宫、输卵管、卵巢等检查。一般从外阴部开始。检查发育情况，阴毛分布，有否异常炎症分泌物，或不正常的赘生物等。然后扩张阴道，检查阴道内有无充血，分泌物的多少及性质等。同时了解宫颈的大小与炎症等情况。此时，医生还常取分泌物标本，送验检查滴虫、真菌等，必要时找淋球菌，并刮取宫颈或后穹隆的脱落细胞找癌细胞。随后，医生用双手做双合诊检查子宫的位置、大小、形态、质地与活动情况，同时查双侧附件，有无增厚、压痛、肿块等。虽然检查内容较多，但妇科医生会根据患者的具体情况而有所侧重，如有的以炎症为主，检查有无性病存在的迹象；对中老年妇女，则以检查有无肿瘤为主等。根据患者主诉与初步检查，可对病情作一个大致的了解，并决定需要进一步检查的内容。

患者的积极配合是十分必要的。女性内生殖器官的周围，前面有膀胱，后面有直肠，左侧有乙状结肠，如果在这些邻近器官内，存在有一定尿液或粪便，则会影响妇女内生殖器的位置与双合触诊的准确性。因此，患者在作妇科检查前均应排空大小便。检查时，患者退去一侧裤子的裤腿，放松地平躺在妇科检查床上，两腿放在支撑架上，尽量分开，充分暴露会阴部，放松腹部肌肉，配合医生的检查，并及时反映在检查过程中出现的各种感觉，以便医生能发现病变所在部位。

妇科检查一般是不会产生任何不良后果的。有的患者检查后有必要应用一些消炎抗菌药物。患者检查后，若发现有不正常的阴道流血或阴道分泌物增多等时，则应尽快到医院去作进一步检

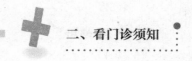

查,以便及时诊断,及时治疗。

做妇科检查的患者注意事项有:

(1) 妇科检查时间,宜选在月经之前的数天或月经干净后的几天里。

(2) 做妇科检查前三天避免使用阴道药物、润滑剂等。

(3) 做妇科检查前三天避免阴道冲洗。临床上并不提倡每天进行阴道冲洗,这样做往往会破坏阴道的正常环境,从而更易致病。

(4) 做妇科检查前三天避免性生活。

12. 女孩看妇科

一提到妇科,姑娘们总有些忌讳,认为这是结过婚的妇女才看的科。女孩子做妇科检查合适吗?

实际上,这些忌讳、顾虑都是不必要的。因为妇科医生要详细询问病史,进行体格检查最后才视情况做妇科盆腔检查,而且对未婚的姑娘只做肛门指检,根据病情还可能做一些化验检查。

如果病情复杂确实需要做阴道检查的,也要事先征求家长和患者的同意。

一般有下列情况的女孩子,需要去看妇科门诊:

(1) 8 岁以前有阴道流血、乳房肿大、阴毛生长等性早熟现象。

(2) 16 岁尚未来月经。

(3) 月经初潮后,闭经半年以上或者月经规律后又闭经 2 个月以上。

(4) 月经紊乱,或月经过多过少。

(5) 严重的痛经。

(6) 白带过多,并带有黄色泡沫或者血丝,有臭味。

（7）下腹部或外阴部有包块。

（8）外阴部瘙痒、红肿、疼痛、溃疡等。

（9）急性下腹部疼痛。

（10）乳房不发育或者外生殖器畸形。

（11）周身多毛。

（12）阴部创伤或阴道异物引起阴道分泌物增多,呈脓性、血性,伴恶臭。

（13）处女膜闭锁,为少女常见畸形,多数在青春期因阴道积液形成肿块,阻塞阴道。

作为家长,特别是当妈妈的要注意到女孩子在生长发育过程中的这些不正常现象,及时陪同去看医生。

13. 做人工流产

人工流产手术是避孕失败后一种补救措施。手术对妇女的身体多少有些影响,不宜多次进行。万一避孕失败,及早在妊娠 8 周内做人工流产手术。

人工流产手术注意事项有:

（1）人工流产手术前 1~2 天,应该洗头、洗澡一次。

（2）手术前要与爱人详细商议今后如何落实避孕措施,切忌再次人工流产。如有疑问可以去计划生育指导门诊去询问医生。手术时需要同时放节育环的,可以事先与医生联系。

（3）手术日最好由家属陪同提早二十分钟到达医院,解好小便等候医生招呼。

（4）手术时应该和医生密切合作,切勿过分紧张,以免影响手术效果。

（5）手术当天早餐不宜吃得过饱,自己可带些干点、饮料,还要

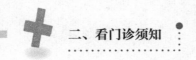

随身带好卫生巾。

（6）手术后,在医院休息室卧床休息 1 小时再回家。第二天如有高热或剧烈腹痛,应该立即去医院检查,必要时可挂急诊。

（7）手术后 14 天内要保证休息,少做其他活动,以有利于早日恢复健康。

（8）如手术半个月后,仍有阴道流血,应该及时到医院检查。

（9）从登记手术那天起到手术后一个月内,禁止房事。

14. 什么是产前检查

妊娠的每一时期是否正常关系到母婴的安全。当你得知自己怀孕后,就应该在妊娠 3 个月内到指定医院做早孕检查,它包括:全面详细的问诊,以确定有无不宜妊娠的全身疾病,家族性遗传性疾病,肿瘤性疾病等;全身查体,妇科检查及肝肾功能、淋球菌、真菌等性病检查,弓形虫、巨细胞病毒、风疹病毒等检查,以确定有否影响胎儿的疾病,如果没有异常,可以继续妊娠;如有不宜妊娠的因素,应果断终止妊娠。

妊娠 3~6 个月应每月到医院检查一次,特别是 4~5 个月时,应做 B 超检查,排除胎儿畸形。妊娠 6 个月时,应进行第一次产前检查,测量骨盆,为顺利生产做好准备。以后每两周检查一次,检查血压、胎位、胎儿大小、尿蛋白等。以早期发现妊娠并发症,特别是妊高症;妊娠 37 周时,做一次产前鉴定,以估计是否可以顺利生产;产前检查还包括孕产期指导。

产前检查是母婴健康的"保护神",它可以及时发现和处理孕期每一个不正常的现象,减少妊娠并发症的发生,减少孕产妇的意外。每一个孕产妇通过全面完整科学的产前检查,一定能生一个优质的好宝宝。

15. 给孩子看病

一般医院的儿科,是指小儿内科,所以,不是说只要小孩有病就挂儿科。有很多小儿疾病,对一般医院,应该去其他科室就诊(儿科医院或儿童医院除外)。例如:

(1) 孩子受了外伤,如扭伤、骨折、脱臼、皮肤破损等;身上出现了疮、痈、皮肤化脓性感染等,应看外科。

(2) 孩子受伤后掉了牙齿;牙龈红肿疼痛,牙齿上有黑洞,孩子乳牙退掉后长时间没长新牙,舌系带过短等,应去看口腔科。

(3) 孩子耳部疾病,声音嘶哑,喉咙痛等,要去看耳鼻喉科。

(4) 孩子眼睛的疾病都应该看眼科。

(5) 孩子的皮肤病,如癣、湿疹,出皮疹但并不发热的情况,应去看皮肤科。

在带孩子去看病时,要注意以下几个问题:

(1) 诊前准备。看病前,应该先给孩子做好思想工作。孩子本来就不舒服,突然来到一个陌生的环境,见到一群陌生的穿白大褂的医务人员,自然有焦虑、恐惧心理。如果大哭大闹起来,会影响就诊。

(2) 孩子就诊时,由家长代陈述病情,一定要准确,比如"腹痛2小时",而不是"从奶奶家回来就肚子痛"。另外,不要向医生强调自己的臆测和想法。孩子看儿科重点是不舒服症状,加上吃、喝、拉、撒、睡、发热等情况。

(3) 带孩子看病时,还要向医生叙述孩子有什么药物过敏史和过去疾病史,如得过肝炎、肾炎、有先天性疾病等。

(4) 回答医生问题时,回答要准确,不要勉强,更不要臆测。如医生问:"孩子今天腹泻几次了?",不要回答"好几次"。

(5) 要主动告诉医生孩子的实际年龄和实际体重。

(6) 医院是病菌、病毒最多的地方,看完病后赶快离开。不做过久停留,避免增加感染机会。

(7) 回家后把孩子病历卡保存好,以便下次就诊时,供医生参考。

16. 怎样看中医

中医看病主要采用"望、闻、问、切"四诊,综合分析,辨证施治。特别是望舌和切脉,是中医诊察疾病的重要手段。

舌是人体反映身体健康与否的一面"镜子",望舌是中医望诊中一个重要内容。下列情况,对舌诊有影响:

(1) 牛奶、豆浆等乳白色饮料,容易使舌苔白腻。

(2) 橄榄、乌梅、杨梅等深色蜜饯,容易使舌苔变黑。

(3) 喝咖啡、吃蛋黄、橘子等,容易使舌苔发黄。

(4) 花生、瓜子、核桃,这些含脂肪多的食品也会使舌苔白腻。

(5) 饮酒、吃辣椒或吃过热过冷的食物,会使舌质变红,舌苔减少,脉搏增加,影响对疾病的诊断。

(6) 看病时,伸舌姿势也有影响,如伸舌过分用力,会使舌色变红,以自然平坦地伸舌为好。

按脉也是中医中药的诊断方法之一,又称"切脉"。下列几种情况对脉诊有影响:

(1) 剧烈运动、劳动或酒足饭饱之后,立即去看中医。

(2) 妇女怀孕期、月经期。

(3) 喝酒、抽烟之后。

按脉并不像有些人说的那么神秘,"病家不开口,一按知百病"。事实上,脉象不能反映一个人全部的病理变化。有些不同的病理变化可以表现为同一种脉象。"问、闻"的诊病方法是询问患者病史,细听患者的声音、语态等,比较容易理解,要求患者与医生配合即可,不予一一赘述。

(四)门诊治疗须知

1. 配合护士打针

注射俗称"打针",是常用的给药方法,具有药量少、剂量准、疗效快的优点。以皮下、肌内、静脉注射最为常用。患者怎样配合才能达到操作快、效果好、痛苦少的目的呢?

(1)皮下注射:将药物注在皮下组织内,让药物较慢地吸收。一般常用于预防接种和某些药物的注射(如胰岛素、阿托品、肾上腺素等)。通常选用上臂三角肌下注射较为方便。注射时,患者坐位、立位都可以,要充分暴露上臂,手叉腰部,冷天要注意保暖。注射后无出血,就可将衣袖拉下,穿好衣服。

(2)肌内注射:适用于各种药物注射,一般都选用臀大肌注射,较安全、便利。

患者在注射时:

1)以采取坐、立、卧多种体位,可放松肌肉为原则。要充分暴露一侧臀上部,以便医务人员消毒,操作。

2)需要长期注射者,应该交替更换两侧注射部位。注射部位出现疼痛或者硬结时,不能再作注射,可以用热水袋、热毛巾热敷,必要时可到外科就诊。

3)注射时,不要紧张、乱动或者咳嗽,防止断针。万一断针,患者要保持体位不动,切勿慌张,便于医务人员处理。

4）注射后，不必作力量较大的按摩，这样反而会增加疼痛。

（3）静脉注射：常用于需要药物快速产生作用时。一般选前臂、手背浅静脉，也可以选用下肢的大隐静脉和足背浅静脉。患者要充分暴露注射部位，便于医务人员消毒皮肤。注射时，切勿紧张而移动体位。注射后，用棉球压迫针眼片刻，休息10分钟后，再离开注射室。局部发现肿胀疼痛的患者，自己可以使用热敷。

静脉输液：用于补充体内需要的水分、盐类、糖类及其他药物。常选用上述静脉注射部位。输液的患者或者家属要注意：

1）患者输液的肢体不要乱动，以免针头滑出，或滴液不畅。

2）患者如有心悸、畏寒、发热等反应，应该立即报告医务人员。

3）随时注意输液皮条中间的滴液管，是否正常滴液（一般患者速度是一分钟40~60滴左右）。如果输液瓶中液体接近滴空，要立即告诉医务人员。

4）输液中途患者如要小便或者进食，必须尽量减少输液部位的活动，防止针头阻塞，或者滑出。

另外给小孩注射时，要尽量鼓励他们自觉配合注射。强行注射时要固定好注射部位上下两个关节。注射后要注意是否有出血现象。多次注射的小孩容易出现硬结，可以局部热敷（小心烫伤）或者外敷消肿膏。

2. 患者做皮内试验注意点

少数患者对青霉素、普鲁卡因、碘剂等药物有过敏反应，轻的则发生皮疹，严重的会产生过敏性休克。如果不及时抢救，还可能造成死亡。为了避免这类反应，在注射某些药物之前，先要做皮内注射试验来测定患者的过敏性。

常见需要做皮内注射试验的药物有青霉素、普鲁卡因、破伤风抗毒素、狂犬病病毒血清、白喉抗毒素、碘造影剂等。常用作为诊断参考的皮内试验有结核菌素试验、布氏菌素试验、白喉毒素试验、猩红热转白试验、某些寄生虫病如血吸虫病、肺吸虫病的诊断试验等。

皮内试验常常选用前臂掌侧部位,此处皮肤薄,容易进针,并且出现反应容易辨认。

患者在做皮内试验时要注意:

(1)皮内试验的药品,患者过去使用和过敏情况,应该告诉医务人员。

(2)注射后局部不能用力按摩,以免影响结果的观察。

(3)试验的观察时间内,不要乱走或远离注射室。有的患者即使是很小剂量的青霉素皮内注射,也会引起严重的过敏反应。要在规定时间给医务人员观察试验结果。超过时间,将影响结果,应予重做。

(4)皮内试验阴性后用药,凡因故暂停超过 24 小时者,必须重做本试验。

3. 肌内注射后发生硬结怎么办

肌内注射后发生硬结常与所用药物有关,有些药物如青霉素混悬液、铋剂、庆大霉素就容易发生硬结。另一方面注射得太浅,也可因药物不易吸收而发生硬结。发生硬结后,一般只能进行局部热敷以促使硬结吸收消退。如用 50% 硫酸镁溶液用纱布浸湿后拧干敷于硬结处,上面再用热水袋贴住保温,每分钟更换 1 次,连续 15 分钟,每天 3~4 次,可以使硬结很快复软。更主要的是应当预防硬结的发生,对于一些较难吸收的药物应注射得深些,使针头能进入肌肉层中,特别是比较肥胖的患者更要选长一些的针头,以防药液注入较厚的脂肪层内,影响吸收。经常肌内注射的人要有计划地在不同部位进行交替轮换的注射,以免药物经常注射在一起或把药液注入硬结,增加硬结发生的机会或加重硬结的发生。

4. 门诊换药后注意事项

换药是外科门诊的常见治疗方法。将伤口创面清理、敷药、覆盖敷料,并按时更换称为换药,目的是保护创面,促进伤口愈合。患者换药后,要注意:

(1) 创口要保持干燥,因潮湿易使伤口化脓。所以,要防止沾水。

(2) 不要挤压伤口。

(3) 在伤口愈合期间可能会出现痒的感觉,这是正常的现象。可在敷料外略作轻轻按摩即可,切勿大动作。

(4) 万一伤口外敷料受污染、或伤口分泌物外渗湿透敷料,或伤口出血,或不慎伤口敷料脱落等,应去医院重新换药。

5. 针灸的注意事项

针灸能治疗多种疾病,它方法简便、疗效好、副反应少,颇受群众欢迎。

针灸前患者要做好下列准备:

(1) 针灸前应该休息 15 分钟,特别是刚经过运动或者劳动、情绪激动、焦虑、发怒、过饥、过饱、过劳、酒后均不宜立即针灸,以免引起不良反应。

(2) 要将针灸部位的皮肤充分暴露,便于医务人员消毒,进针。

(3) 孕妇(特别是有流产史的),有出血性疾病的患者在针灸前须向医生说明。

（4）患者应该采取自然轻松的姿势，精神不要紧张，肌肉要放松。进针后不要移动体位。

针灸时，患者有酸、胀、重、麻等感觉，这是针刺穴位时应有的一种反应，中医称为"得气"。公元前500年的著名医书《内经》中就记载"刺之要，气至而有效"，意思是说针刺要达到"得气"，才能取得效果。

每个人，每个部位"得气"感觉不是完全一样的，有的穴位出现酸胀感；有的穴位出现胀重感；有的穴位出现麻电感；有的穴位（尤其四肢末端）出现疼痛感。不少初次针灸的患者，由于精神紧张，往往不去仔细辨别，分析针刺感觉，把一些异常感觉都叫做"痛"，或随意乱说有酸胀等感觉，这些都是不好的，将会影响疗效。应该把实际感觉，如实地告诉医生，这样才能有利于医生掌握手法，真正达到"气至而有效"。

针灸后要注意：

（1）针后2小时内不宜下水，特别是不要接触污水，以免感染。

（2）针灸后有出血时，可用消毒干棉球压针孔片刻。若出血溢于皮下，可用冷敷，数日后会自行消退。

（3）治疗一个疗程通常为7~10次，患者不能打打停停，而影响疗效。

（4）用艾柱灸穴位后，有时，皮肤上会起疱，小的可搽紫药水，不必刺破；大的需请医生协助处理。

万一患者发生晕针时，患者自觉头晕、心慌、恶心、冷汗，此时不必惊慌。晕针不是医生扎错了穴位，主要是由于患者过分紧张或者过度疲劳，体质较弱，体位不适，空腹或针刺刺激过强等原因引起的一时性脑贫血所致。只要患者平卧，取头低脚高位休息片刻，喝一点热开水，会自行好转的。

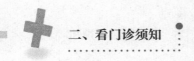

6. 不宜中医拔罐的患者

拔罐是中医常用的一种治疗方法,但下列患者自己要注意不宜拔罐治疗。

(1) 有出血倾向的疾病,如血小板减少症、过敏性紫癜等。

(2) 新伤骨折、瘢痕、恶性肿瘤局部、静脉曲张等。

(3) 妇女在月经期、妊娠期的下腹部、腰骶部、乳房处禁用拔罐。

(4) 有严重心、肾、肝脏疾病者,禁用拔罐。

(5) 有皮肤过敏、外伤、溃疡处不宜拔罐。

(6) 酒醉、过饱、过饥、过劳、大渴大汗者不宜拔罐。

拔罐后皮肤局部出现小水疱、小水珠、出血点、淤血、瘙痒等现象,均属正常治疗现象。一般拔罐后三小时内不宜洗澡。

7. 做理疗患者的注意事项

理疗是物理治疗的简称,它是应用自然和人工的物理因素如光、声、电、热等来防治疾病,特别对慢性病的防治有良好效果,尤其近年来,许多物理科学技术的新成就被引用到医学领域中,取得了不少新成果。

理疗的方法很多,通常应用的有电疗、光疗、超声波治疗、磁疗、温热疗法、水浴疗法等。

患者做理疗的注意事项:

(1) 首先要消除恐惧心理。理疗的剂量是参照各个患者的耐受性而选择的,通过人体的电流量极小。患者要和医务人员合作,把局部和全身感觉及时告诉医务人员,以取得良好疗效。

(2) 体内有心脏起搏器或其他金属异物(如子弹)的患者,应向医生说明，以便医生慎重选择理疗种类。

（3）患者身上如带有金属物品（如手表，项链等）应先除去，可交医务人员妥善保管。

（4）电疗时，患者不可接触金属物或他人，不要搬弄、触动治疗机及其他电器设备、金属管道、墙壁等，避免可能发生的意外。治疗时，患者不要随便更换体位、阅读书报、说话以及入睡（电睡眠例外）。治疗结束后不要马上外出，以防受凉。

（5）妇女月经期间，孕妇，局部感觉迟钝或血液循环障碍等病入应该告知医务人员，以便慎重选择理疗种类、部位和剂量。活动性结核、心力衰竭、高热、出血倾向等患者禁忌电疗。

（6）患者治疗时有局部疼痛、头痛、头晕、心慌、过热等不适时，及时告诉医务人员。

（7）接受电疗时期，要注意局部皮肤卫生。有痒感时，不可用手抓破。

（8）在接受紫外线治疗时，患者必须戴好防护眼镜，不能随便取下。

（9）通常理疗至少需要一个疗程（5~10 次），每日或隔日 1 次，患者要有计划、有恒心，不可停停做做，影响疗效。

8. 体疗患者的注意事项

体疗就是体育疗法，又称医疗体育，是应用体育锻炼治疗疾病的一种方法。我国古代称为"导引"具有悠久的历史。

体疗对许多疾病有独特的治疗作用，并非其他方法所能代替。例如冠心病、高血压、糖尿病、肥胖、肺气肿、内脏下垂、四肢损伤、颈椎病、肩周炎、平足、严重的脊髓损伤等。

体疗不但能促进疾病痊愈，还能促进有病的器官和人体的功能恢复,帮助患者迅速摆脱病后虚弱状态,缩短恢复期,恢复工作和活动能力。通过体疗能使未受损害的器官可以发挥更大的功能来代替受损害器官的工作,例如下肢截瘫的患者可以依靠上肢和腹背部肌肉进行站立、行走、训练。经常进行肌肉运动不仅锻炼了运动器官,也锻炼了心、肺、胃、肠道等器官和全身的新陈代谢,使之功能旺盛,从而加强了全身的防御适应功能,增进身体健康。

体疗还有防治高血压、高脂血症、冠心病、肥胖病、内脏下垂等作用。对因病而长期卧床引起的肺炎、尿路感染、静脉血栓形成等有积极的预防意义。还能防治人们因骨折、神经瘫痪、关节炎等疾病,使部分肢体在一段时间内不能活动,而引起的患肢肌肉萎缩、关节僵硬、骨骼脱钙等失用性萎缩症。此外,体疗可以使患者精神振奋,增加与疾病斗争的信心,也是一种有效的心理治疗。

体疗过程中,有的患者收效明显;有的患者得益不多;有的由于过量蛮干,反而导致病情加重。所以,患者必须听从医生的指导,并要注意以下几点:

(1)掌握活动量,不能操之过急,活动量要由少到多,渐次增加,适可而止。患肢应固定不动或活动患部时妥加保护,一般宜做被动运动。

(2)安排好时间每天定时锻炼,以上午八时后为好,此时空气新鲜,精力充沛,全身肌肉器官也已得到充分的休息,体疗效果最佳。

(3)体疗必须遵照医生规定的时间、次数、活动量去做。禁止患者作规定以外的运动,以免发生意外。

(4)体疗的项目不宜多,只要主、次选择一、二项,坚持不懈。动作必须认真,思想要集中。

(5)如在体疗中发现患者出现食欲差、失眠、体重明显下降、脉搏超过原来的 30%，这往往是锻炼过度引起或者有其他疾病，应该酌减运动量。必要时，请医生检查。

（6）心血管系统疾病急性期、剧烈疼痛、出血倾向、传染病急性期、发热患者、病情须严格卧床休息的患者、癌肿有转移倾向患者均为体疗禁忌证。

9. 做高压氧治疗患者的注意事项

高压氧疗法是患者在特制的高气压环境中（加压舱），吸入纯氧，用以治疗疾病或者进行手术的方法。它是近年才发展起来的新疗法。随着研究的不断深入，治疗范围正在进一步扩大，如高压氧疗法适应于一氧化碳中毒、气性坏疽、减压病、气栓症、冠心病、血栓闭塞性脉管炎、破伤风、复苏、心血管及颅脑手术、移植手术等。

患者治疗时必须注意：

（1）第一次进舱要认真听取工作人员介绍注意事项和安全制度。每次进舱前主动向医务人员反映病情变化，了解是适宜继续进舱治疗。

（2）严禁吸烟，带入火种（火柴、打火机）、易燃品、电动闪光玩具、爆竹等。

（3）手表、钢笔、助听器不宜带入，以免损坏，可交医务人员代为保管。

（4）禁止穿戴易产生静电火花衣服（如氯纶、丙纶、腈纶、尼龙、膨体织品）入舱。

（5）不宜饱餐后治疗，以餐后 1~2 小时为好。解好大小便。不宜吃易产气食物和饮料（如豆类、汽水）。

（6）严格遵守一切安全制度，听从工作人员指挥。严禁触动舱内一切设备,防止意外。

(7) 舱内加压时好像坐着飞机从平地起飞,升入高空。患者可以做捏鼻鼓气或吞咽动作,使咽鼓管口开张。有不适感,应该立即向舱内工作人员反映。出舱时,注意保暖,避免着凉。

(8) 严重肺部疾病、气胸、恶性肿瘤、急性上呼吸道感染,副鼻窦炎、中耳炎、咽鼓管不通、急性传染病、发热患者、孕妇及月经期患者禁忌进舱治疗。

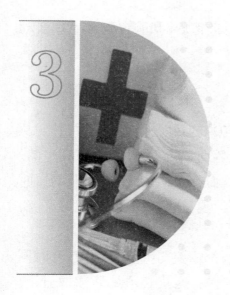

三、化验须知

化验检查又称检验，是通过化学、物理或生物学的方法，对人体的体液成分、各种分泌物及排泄物进行有目的的观察和分析。目的是为了获得与病原、病理变化及内脏功能状态有关的资料，为诊断疾病提供科学的依据。

人体是一个既复杂、又统一的整体，当某一部分发生病变后，不仅在病变的局部产生一系列的改变，而且这种改变的影响往往首先在血液或其他体液中反映出来。在各种不同的疾病以及同一疾病的不同时期中，这种局部的或全身的改变都有着自己特殊的规律。医生掌握了这些规律后，就可以根据患者具体情况，选择不同的化验检查来帮助诊断病情，了解病变程度，并观察治疗效果。

（一）正确留取检验标本

真实的检验结果，来自符合检验要求的标本。检验标本的真实性与采取标本、处理标本、标本污染、留取时间、食物及生理活动等因素有关。

1. 血液标本

(1) 采血部位：血液化验有从指尖取血和从静脉抽血两种。从什么地方取血化验，完全是根据化验时所需量的多少来决定的。例如，红细胞、白细胞和血小板计数，血红蛋白测定，出血及凝血时间测定，白细胞分类计数、血型鉴定等项目，只要几滴血就够了，所以在指尖取血（毛细血管取血）。

其他血液化验项目的检验，一般都需要 2~5 毫升血液，有时同时检验几项化验，需要的血就更多一些，这就必须从静脉抽血了。静脉采血后，在穿刺孔稍上方（血管创口处）指压 3~5 分钟。不要揉或移动按压针孔棉球，压迫止血的时间要充分，不然会导致局部皮肤血肿。

(2) 早晨空腹采血：化验不同项目的血，需要不同的采血时间，才能得到正确的结果。

那么，为什么要在早晨空腹抽血化验呢？主要是避免进食、劳动、运动及精神兴奋后，血液内各种化学成分的浓度增高。避免进食后乳糜微粒被吸收到血液内，使血浆呈乳浊状而影响化验结果。一般餐后经 8 小时以上，血液的浓度才能恢复原来水平。

另外，有了统一的时间和条件规定，使各次化验结果可以前后相互比较。为了排除各种因素的干扰，所以规定以上验血项目需要早晨空腹抽血。

(3) 检查血丝虫病要半夜抽血：血丝虫病是由蚊虫传播的严重危害人民健康的寄生虫病之一。血丝虫的微丝蚴是胎生，白天多停留在肺部毛细血管内。夜晚才出现在周围血液中，尤其是晚上 10 时至次晨 2 时为高峰。可能与人的睡眠习惯及迷走神经对肺部毛细血管的舒缩调节有关。既然微丝蚴在半夜是出现于周围血液的高峰时刻,因此半夜采血化验找微丝蚴是最合适的,阳性率很高。

(4) 查疟原虫最佳时间:疟疾俗称"冷热病",患者出现周期性、规则性的寒战、高热、出汗。疟原虫只有在红细胞内期繁殖时才会出现发冷发热的临床症状,因此在此时即寒战后高热时采血检查红细胞内的疟原虫阳性率最高,而在退热后往往找不到疟原虫。医生就会关照患者在发冷发热时马上来医院查血,原因就在这里。

另外,有的患者认为"抽一管子血化验,吃一斤肉也补不回来",多抽血化验会伤身体,这种想法是不科学的。

正常人体血液总量的是体重的 8%。例如:50 千克的人总血量约有 4000 毫升。通过化验一个项目需要 3 毫升血液,只有全身血液的千分之一到两千分之一,是微不足道的。所以,抽血化验有助于患者的诊断和治疗,对健康毫无影响,不必多虑。

有时化验项目较多,患者可以把验血的化验单一起交给化验人员,他们会全盘合计一下,可减少所需的总抽血量。

有的患者抽血后,自觉头昏,这是由患者精神不安引起的,略加以安慰和休息,即能缓解。

2. 小便标本

(1) 哪些患者要查小便:小便在肾脏内形成,经输尿管、膀胱、尿道排出体外。下列情况需要查小便:①泌尿系统疾病:如肾炎、尿路结核、尿路感染、尿路结石、肿瘤、肾功能衰竭等。②肾外疾病:如高血压、心脏病、肝胆疾病、出血性疾病、败血症、糖尿病、溶血性贫血、丝虫病、席 - 汉氏综合征、肥胖病等内分泌疾病。③产科妊娠试验等。

(2) 留小便标本:小便标本送化验,并不是找个瓶子,解点小便,一送了事那么简单,其中有很多讲究。否则,将影响化验结果的正确性。

留小便标本必须注意以下几点:

1) 小便的量和成分都受饮食、生理状态的影响。我们切勿在喝糖茶、吃高蛋白饮食、剧烈运动和情绪波动后留小便样本。通常都以清晨第一次小便为好。如有困难,可采取第 2 次晨尿代替首次晨尿。早晨小便最浓缩,尿量和成分比较稳定,可以比较前后各次的化验结果。

2) 空腹尿糖检查必须要求早上吃早餐前第一次小便。

3) 如果化验尿糖、蛋白质、尿胆原等项目,最好是采集饭后 2~3 小时排出的小便。

4) 留小便的容器可以到化验室领取。如果是自找的空瓶,一定要洗刷干净。

5) 采集小便时,要弃去开始解的一段,然后留取 20 毫升左右小便(约一酒盅)。

6) 留尿三杯试验标本时,向化验室领取 3 只容器,分别标上"1""2""3",将小便分为前、中、后三段,边解边盛,将容器编号次序分别留好,一起送验。3 只容器的顺序切勿搞错,否则将引起诊断错误。这种检查方法可以判断血尿或脓尿来自泌尿道的哪一个部位。

7) 采集小便标本要新鲜,送验要及时。最好在医院现解现送。冬天勿超过 30 分钟;夏天勿超过 15 分钟。否则会使尿内蛋白质变性,红细胞破坏而腐败变质,不能化验。

8) 女患者在留取小便样本时,要先洗净外阴部,避免阴道分泌物及白带影响化验结果。

9）一般妇女月经期,暂不检查小便。

10）正在接受输液治疗的患者,不宜留小便化验标本,输入液体和药物会影响小便化验结果。

11）男女性交后(包括男性遗精后),第一次尿液不宜留作小便化验标本。

（3）中段尿培养的小便标本

中段尿培养的目的是了解泌尿道感染由哪种细菌或真菌所引起的,它对哪种抗生素最敏感,从而可以选用哪种抗生素治疗。

为了获得准确的培养结果,患者要做到:

1）以清晨第一次小便为最好。因为细菌经一夜繁殖和小便浓缩后,检出的阳性率较高。

2）男患者在家要把阴茎洗干净。洗时要翻起包皮,用温水冲洗龟头和冠状沟,然后换上干净内裤。

3）女患者在家应用肥皂水洗净外阴,换上干净内裤。不要怕麻烦,否则细菌混入小便,将影响培养结果。

4）在医院要配合医务人员消毒龟头、外阴和尿道口。消毒后,不能再用手接触。

5）向化验室索取无菌试管,留尿时弃去小便前段,留取中段尿液作培养。留取只要半试管即可。

6）患者不可用手触及试管的内口及塞进试管内的棉塞部分。

7）如果在做尿培养前,已经用过抗生素,那么要向化验人员说明,以免培养时另作处理。

（4）尿生化或尿定量化验的标本:收集 3 小时、12 小时、24 小时的小便做尿生化或尿定量化验,如钾、钠、钙、磷、肌酐、17- 羟类固醇、3 小时细胞排泄率、12 小时尿沉渣计数、24 小时尿糖定量测定、24 小时尿蛋白定量测定等。患者在留取尿标本时应该注意：

1）除正常饮食外,不要过多饮水,忌喝茶、咖啡,忌用利尿药,以利于小便浓缩。

2）收集小便标本前,患者要先排空膀胱里的尿液,弃去。然后可按规定时间解小便于容器内(时间按化验要求而定)。到达时间后,不论有无小便感都要留小便,尽量排空。

3）需要大便时,要另用盛器,切勿大小便混合。

4）小便容器里,别忘记加入医院发给的防腐剂,夏天更重要。

5）所留小便样本必须放置在阴凉处,做好标记,避免变质、翻倒或搞错。

6）女患者每次留小便前,要冲洗外阴。月经期不能留尿标本。

(5）找抗酸杆菌的尿标本:结核杆菌是一种抗酸杆菌,当怀疑泌尿系统有结核杆菌感染时,需作 24 小时尿浓缩找抗酸杆菌检查。这项检查留取尿液标本的方法与上文所述的 24 小时尿定量化验相仿,所不同的是,不必记录 24 小时的尿液总量,检查时只将 24 小时尿液的沉渣部分送验即可。必须注意的是,盛放尿液的容器必须干净,否则容易混入杂菌,影响化验结果。

3. 大便标本

(1）检查大便的意义:大便是人体消化道的最终排泄物。化验大便对了解消化道出血、炎症、肿瘤、寄生虫等疾病有很大帮助。只有做到正确地留取大便标本,才能保证化验结果准确无误。

(2）留大便标本:在留取大便标本时,要注意以下几点:

1）盛大便标本的容器要干净,不能留有任何化学消毒液、杂物。在医院可向化验室领取涂蜡的小纸盒或塑料盒,在家里可以用干净的火柴盒或油纸包上。最好先排空小便再大便,勿使大小便混合。不宜到粪坑内采集标本。如为水样大便可先解在干净的痰盂或便盆内(容器不能事先盛有水),再导入干净的瓶中送验。

2)化验脓血样便、黏冻样便、泡沫样便、未消化样大便时必须挑取大便的这些外观不正常部分送检,也可以多挑几处送验。

3)不同的大便化验项目,需要留取不同数量的大便。一般大便常规化验需要新鲜大便 5 克左右(约鸽蛋大小);血吸虫毛蚴孵化要采集新鲜大便 30 克左右(约两只乒乓球大小);阿米巴和其他原虫、细菌培养时要取新鲜大便 2 克以上(约蚕豆大小);大便浓缩找虫卵,包囊要取大便标本 20 克左右(约鸡蛋大小)。

4)送验大便标本要及时。尤其是做阿米巴检查时,一定要新鲜大便,规定不超过 10 分钟送验,天冷还要注意保温。在收集标本前,应先将盛器用热水加温,便后将盛器立即送验。

5)便秘患者化验大便,可用生理盐水或开塞露灌肠,再留取标本。

(3)肛拭找蛲虫卵:蛲虫病是儿童常见的肠道寄生虫病,雌性蛲虫有夜间在肛门口产卵的习性。

找蛲虫卵的方法:晚上 10 时以后或者早晨醒后,在肛门周围和会阴皱襞处用湿棉花拭子轻轻转一圈,然后把这棉拭子送验。

(4)大便隐血试验:大便隐血试验是测定消化道出血的一种方法,主要用于检验肉眼看不见的少量出血。

试验前 3 天患者应该忌食下列食品和药物:①铁剂:硫酸亚铁、枸橼酸亚铁、富马酸铁等。②肝制剂:肝片、肝浸膏等。③各种禽、畜类的肉、血、肝。④含叶绿素的丰富蔬菜,如菠菜、青菜等。

采集大便标本时,要在粪块中央挑起,注意不要把肛门、直肠出血混入大便标本。

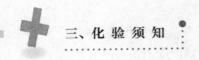

4. 痰液标本

痰液是呼吸系统的分泌物。痰液检查对诊断呼吸系统的疾病很有帮助。如肿瘤、肺结核、肺吸虫病等。

正确留取痰液标本的方法是：

(1) 前一天到医院化验应领取干净的瓶子或蜡纸硬盒。

(2) 收集痰液要留清晨起床第一口痰。先用清水漱口,在用力咳嗽,自气管深部咳出新鲜痰液,即盛于瓶子或硬纸盒内。尽量避免鼻涕、唾液混入。

(3) 勿使痰液污染瓶子或盒子外面,防治传播疾病。

(4) 收集幼儿痰液有困难时。可用消毒棉拭刺激咽喉部,引起咳嗽反射,再用棉拭刮取标本。

(5) 标本宜及时送验,久置痰液会分解,影响化验结果。

(6) 留取 24 小时痰液做浓缩法找抗酸杆菌时,痰液不宜少于 5 毫升(约一茶匙)。

(7) 做痰液细菌培养、结核杆菌涂片、病原菌基因检测等化验,要严格防治痰液被污染,不能自选容器,应选用医院提供的经过严格消毒的无菌标本瓶。留标本时,应洗净双手。

5. 精液标本

精液是男性生殖腺和附属腺所分泌的液体。精液检查是鉴定男子生育力的方法之一。

检查精液的患者要注意以下几点：

(1) 检查前 1 周禁止房事。

(2) 检查前 1 周不能使用性激素类药物,例如丙酸睾丸酮、苯乙酸睾丸酮、苯丙酸诺龙等。

（3）采标本时,可用些软皂或石蜡油做阴茎按摩,将精液排于清洁干燥的小瓶内。有困难时,可以采用性交体外射精方法采集精液标本。

（4）收集标本不宜用安全套,因安全套带有化学成分会影响精子活动。

（5）标本要立即送验,不能超过 30 分钟。冷天要注意保暖,送验时可以放在内衣口袋里保温。

6. 前列腺液标本

前列腺是男性生殖系统的附属腺。正常男子的前列腺位于膀胱下方,围绕尿道上段,医生检查时可用手指通过肛门直肠摸到。腺体开口于尿道内。前列腺液是医生通过前列腺按摩术采集的,对诊断前列腺炎症等有一定意义。

患者怎么配合医生留取前列腺液呢?
（1）按摩前要排空小便。
（2）按摩时患者的姿势是前俯立位(弯腰位)或膝肘位。
（3）医生按摩时,患者若有剧烈疼痛或者事先已存有肛门口急性炎症等疾病,应该告诉医生,改日再检查。

7. 白带标本

阴道分泌物是由女性生殖器官——主要是由阴道分泌物的一种液体,也叫“白带”。在生理状态下,阴道可以防御外界病原微生物的侵袭,确保女性生殖系统的健康。

白带常规检查时对滴虫性阴道炎、真菌性阴道炎、细菌性阴道炎等有明显意义。由于阴道滴虫对温度变化敏感,且运动力较弱,离体后在低温环境中会很快失去运动力而不易检出。由妇产科医

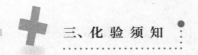

生采集白带标本后,患者或家属应立即送检,冬天更应注意保暖。建议患者或家属先办理缴费手续,再采取白带送检。

留取白带应在月经干净后3~7天进行。留取白带前要洗净外阴,但不宜做阴道深部冲洗。

检查正常阴道分泌物为白色稀糊状,一般无气味。白带量多少与雌激素水平及生殖器官充血情况有关。排卵前量多,清澈透明,稀薄似鸡蛋清;排卵期2~3天后白带浑浊黏稠、量少;停经前量又增加。

病理状况下,如炎症、癌症、药物等,白带的色、质、量都会发生改变。

(二) 怎样看化验报告单

化验结果的正常值不是恒定不变的,视不同条件、不同情况、不同的人而有不同的结果。例如:年龄、性别、地区、营养、妊娠、疾病、化验仪器、化验技术、试剂、方法等等,都可能对化验结果产生影响。化验的正常值参考范围是根据大多数健康人的化验结果,经过统计学处理而人为制订的。一般不同的地区、不同医院有不同的正常值参考范围,可略有上下。正常值与非正常值,往往也不是截然可分的。

因此,化验报告单应该由医生结合患者的症状、体征全面分析,必要时反复化验,再结合其他医学检查结果,综合考虑才能得出正确的结果和正确的诊断。

我们不能仅凭一次不正常的化验报告而轻率地自我诊断"某某病"。这样不但不利于正确的治疗,反而贻误病情,加重患者的思想负担。

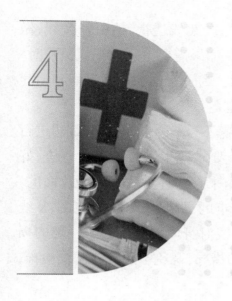

四、影像学诊断
检查须知

　　影像学诊断又称图像诊断，是采用各种成像技术客观地显示人体的细胞、组织、脏器以及其断层，以医学图像用于诊断疾病。常用的是X线、放射性核素、超声、CT以及磁共振等。

（一）常见X线检查须知

　　X线检查是应用X线的穿透能力、荧光作用和照相作用，在其穿透人体后使各种结构在荧光屏或胶片上显影像的医学技术。

1. X线检查会伤身体吗

　　现代医学中，X线检查是一种广泛应用于诊断疾病的方法。X线对人体固然有一定的影响，对生物细胞有杀伤破坏作用。过量的照射会造成组织破坏，甚至引起生命危险。但是，人们也利用X线的放射特性对疾病进行诊断和治疗。诊断用的X线剂量仅限于安全剂量之内,偶然因诊断需要做一次X线透视,拍一张X线,做一次造影,根本不会引起不良反应。如果需要重复透视或摄片时,医生也会考虑到延长检查间隔时间。为了正确的诊断疾病和治疗疾病,做必要的X线检查是无需顾虑的。

有的患者认为X线检查是"照镜子",不论有什么病,都想进行一次X线检查。如稍微得了咳嗽就要求医生做X线胸片检查,好像只有X线检查才能把疾病诊断出来。这种看法显然是片面的。首先,任何的医学检查方法都有一定的局限性,不是万能的,X线检查也不例外。其次,经常滥照X线对身体健康也会有一定的损害。由此可见,我们应当听从医生的指导,避免不必要的X线检查,更不要自己强求检查。

对婴儿、儿童的X线检查,更应该慎重考虑,尽量避免。孕妇(特别是三个月以内),必须在看病时告诉医生自己怀孕,医生就会尽可能避免使用X线检查,因为X线对胎儿不利。育龄妇女在月经来潮后十天内不宜X线检查。

2. 常用的X线检查方法

现代医学已有多种X线检查方法,各有其适用范围。

(1)透视:患者置于X线管和荧光屏之间直接检查。现代荧光增强剂应用使荧光的强度增加几千倍,并可转变为电视显像,在亮屋进行。透视最常用于胸部检查心肺,也可在腹部用于检查急腹症时有无胃肠道穿孔,有无肠梗阻的存在。有些骨折可以在透视下进行手法复位。透视的优点是简便、易行、经济、省时,而且可观察体内器官的活动,缺点是图像不够清晰,影像无法保留。

(2)摄片:影像远比透视清晰,适用于各部位正常及异常的观察,常用于肺部、纵隔、头颅、腹部、骨骼等的检查。摄片能客观记录瞬间的"片面"影像,它便于仔细分析,复查前后对比。

(3)钼靶 X 线摄影:利用特制的以钼为阴极靶材料的 X 线管,可以产生大量的软 X 线检查。对软组织摄影特别有效。应用钼靶 X 线最多的是乳房 X 线检查。可以显示乳腺内有无肿块、肿块轮廓、周围组织的改变,对诊断乳腺疾病,特别是鉴别良性、恶性肿瘤有很大价值。此外,显示软组织内的炎症改变,确定非金属性异物的部位,钼靶 X 线摄影也比一般 X 线摄影检查显得优越。缺点是患者所接受的 X 线量较多。

(4)造影检查:因被检查的器官不具备天然对比条件,需要利用造影剂进行检查。常用造影剂密度高于或低于周围组织,形成对比,用于血管、体腔的显示。医用硫酸钡主要用于胃肠道检查,碘剂适用于支气管、肾脏、膀胱、胆囊、瘘管、血管等部位造影;气体、包括空气、氧气、二氧化碳气体等,用于关节、脑室、腹腔后造影等,不过现在已很少使用。

3. 胸部摄片检查注意事项

胸部摄片检查又称胸部平片,常用于观察肺部及支气管病变、心脏大血管病变,观察其轮廓;纵隔和横膈病变;胸膜和胸壁病变;肋骨病变;各种手术前检查。

患者在做胸部平片检查时,要注意以下几点:

(1)受检查者在摄片部位内的外衣、饰物、敷料、内衣口袋中的物品等,应尽量除去。

(2)受检查一般采取直立位。不能直立的患者,可以平卧位。

(3)摄片时,必须按照医生嘱咐,做深呼吸后屏气。不然,继续保持呼吸动作,会造成 X 线片模糊,影响诊断。

(4)心脏摄片时,须拍摄正位、侧位二张片子,并有时需要吞服

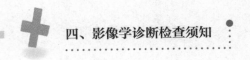

钡剂再摄片（以显示食管位置，做对照用）。

4. 钼钯 X 线乳腺检查

乳腺组织由各种软组织所组成。软组织检查摄影的最适宜波长是 0.6~0.9 埃。一般 X 线所用的是钨靶阳极 X 线管，波长为 0.08~0.31 埃。因此用一般 X 线作乳腺摄影是不能令人满意的。钼钯阳极的 X 线管，其有效的特征谱线正好在 0.6~0.9 埃，完全适宜于乳腺摄影。

钼钯 X 线摄影所摄得的乳腺片，比起一般 X 线所摄的乳腺片，对比清晰，层次分明。它可以较清晰地显示乳头、乳晕、皮下脂肪、导管、腺体组织、结缔组织和血管等组织等结构，可以发现临床医生用手不能扪及的"微小癌瘤"，有助于对乳腺肿瘤作良性、恶性的鉴别，是早期诊断乳腺癌的有效手段之一。

（二）常见核医学检查须知

核医学是应用放射性核素进行诊断和治疗的一个临床学科。核医学诊断可分体内和体外诊断两类。体内诊断包括功能性试验和脏器显像，体外诊断主要为放射免疫测定等。

1. 做甲状腺吸 [131] 碘试验的注意点

碘是甲状腺素合成所需要的元素，甲状腺组织对碘的需要量多少，可以直接反映甲状腺的功能状态，临床上用吸 [131] 碘率来测定甲状腺的功能。

因为有些食物或药物对本检查有干扰，所以在检查前必须注意下列事项：

（1）在检查前两周内不得进食黄鱼、带鱼、鲳鱼、乌贼鱼、虾皮、橡皮鱼等海鱼,不得服用夏枯草、丹参、泼尼松、甲巯咪唑、口服避孕药、异烟肼等药物。

（2）检查前四周内不得进食紫菜、龙虾、海蜇、海鳗,苔菜,卷心菜,不得服用含碘止咳药、碘含片、甲状腺素、溴剂,不得应用肾盂造影剂、血管造影剂、外用碘酊、碘甘油及含碘癣药水等。

（3）在检查前六周内不得进食海带,不得服用海藻、鱼肝油、复方碘溶液、他巴唑等。

（4）在检查前三个月内忌用胆囊造影剂,不得服用维生素 U。

（5）孕妇及喂奶妇女不宜做此项目检查。

（6）一般需一个月后才能重复进行吸碘试验。如近期内必须重复检时,应先测颈部本底,再加大给服的示踪剂量。

（7）检查日空腹口服示踪 [131] 碘 2 小时后才能进食。

（8）口服示踪 [131] 碘 2 小时、3 小时、4 小时、24 小时,必须准时进行测定。

（9）做核医学检查回家后,宜换衣、洗澡,消除放射性污染。多喝茶水促进排泄。

2. 做甲状腺吸 [131] 碘抑制试验的注意事项

本试验对诊断不典型的甲状腺功能亢进,鉴别非甲亢性摄 [131] 碘率升高,协助内分泌性突眼的诊断有一定价值。方法是先测吸 [131] 碘率,当即服用甲状腺粉 0.06 克或三碘甲状腺原氨酸 20 微克,每日 3 次,7 天后重复测吸 [131] 碘率。

做该项检查患者的注意事项,同甲状腺吸 [131] 碘试验。

（三）计算机体层扫描（CT）检查须知

电子计算机体层扫描（CT）是一项较新的诊断技术，它与普通 X 线摄片不同，是使 X 射线通过一个层面的被检组织，该层面的 X 线吸收值记录在高度灵敏的探测器上，探测器的读数输入电子计算机，经计算机的运算处理，将这些数据转变成图像。被检查层面 X 线吸收值的不同就在图像上以黑、白、浓、淡反映出来，正常结构和病变组织都可以得到显示。CT 的灵敏度比普通 X 线摄片提高 100 倍，使用简单，患者基本无痛苦、无危险、显像清晰、诊断迅速、定位准确，已被广发应用于脑部、胸腹部、盆腔、脊柱、四肢等疾病的诊断，尤其在外伤、肿瘤、炎症、血管性疾病、先天性疾病等方面有较大优越性。当然，CT 检查也有局限性，对某些疾病的定性诊断不能提供更充足的证据，对某些小的肿瘤可能漏诊。

1. 颅脑 CT 检查的注意事项

颅脑 CT 对诊断颅内占位性病变有很高的检出率，对脑脓肿、脑囊肿亦有很高的诊断价值。在颅外伤检查中，对颅内血肿检出率高，对骨折的发现率也较平片大为提高。对鉴别出血性脑卒中（中风）还是缺血性脑卒中特别有效。另外，颅脑 CT 对诊断脑萎缩、寄生虫病、先天发育畸形及脑水肿也很有价值。

做颅脑 CT 的患者要注意以下几点：

（1）检查前取下发卡、耳环、义齿等异物。

（2）有的患者需要做增强扫描，需要静脉注射造影剂。

（3）对检查不合作者，医生可能会对患者使用镇静剂。

2. 做胸腹、盆腔等部位 CT 检查的注意事项

（1）做 CT 检查时，应去除检查部位的金属物件。

（2）乳腺 CT 检查，不宜在月经期前后一周进行。

（3）做肝脏、胆囊、胰腺、脾脏、肾脏 CT 检查，在检查前患者应禁食 4~6 小时。若在检查前做过钡餐或钡灌肠检查，肠道内可能残留硫酸钡，应排尽后再做 CT 检查。在检查前要按医生指导使用造影剂和规定药物。肾脏 CT 检查前三天，要禁服钡剂、含钙等丰富的食物。

（4）做结肠、直肠、盆腔 CT 检查，检查前晚需口服缓泻剂，除口服造影剂外，还需要做清洁灌肠和造影剂保留灌肠。

（5）对怀疑膀胱肿瘤患者，检查前要患者饮水，使膀胱充盈尿液。

3. PET-CT 检查的注意点

PET-CT 是正电子发射计算机断层显像的缩写。PET-CT 将 PET 与 CT 完美融为一体，由 PET 提供病灶详尽的功能与代谢等分子信息，而 CT 提供病灶的精确解剖定位，一次显像可获得全身各方位的断层图像，具有灵敏、安全、快速、准确、特异及定位精确等特点，可一目了然地了解全身整体情况，达到早期发现病灶和诊断疾病的目的，已广泛应用于肿瘤、脑和心脏等重大疾病，尤其对肿瘤的早期诊断和鉴别诊断，具有重大意义。

一般 40 岁以上，有肿瘤家族史；致癌物质长期接触史、肿瘤原发病灶不清楚或不明原因血清肿瘤标志物升高的人，宜定期进行 PET-CT 检查。

患者在做 PET-CT 检查前，应注意以下几点：

（1）做检查前，准备好以往所有的检查报告、X 片、CT 检查片、磁共振检查片或超声检查、内镜检查等病历资料。

（2）测量体重、血糖，然后静脉注射不同显像剂，然后在休息室内检查休息，让显影剂分布全身。

（3）上机检查前，排空小便，不带任何饰品和随身物体。

（4）一般需 2~3 天后取报告。

（四）磁共振成像（MRI）检查须知

磁共振成像（MRI）是利用原子核在磁场内共振所产生的信号经计算机处理、重建成像的一种成像技术。参与磁共振成像的因素较多，信息量大而且不同于现有的各种影像学成像，对人体几乎无损害，不仅能观察组织、器官的形态，而且能发现一些生理方面和生物化学方面的变化，在诊断疾病中有很大的优越性，如像 X 线片上不能分辨肝脏与脾脏，MRI 能区分；对脑组织中的灰点和白质，MRI 也能区分；可清楚显示各心腔、房室间隔及房室壁的厚度，和房间隔缺损位置，形态和大小；可显示胰腺癌、胰腺炎和囊肿；确定颅脑肿瘤或血肿的位置等。磁共振成像其检测范围几乎覆盖全身各部位、各系统。

患者在做 MRI 检查时，必须注意以下几点：

（1）置有心脏起搏器、人工关节、金属人工瓣膜或重要器官内含金属异物的患者禁忌做磁共振成像检查。

（2）检查前一天，受检者要洗澡、洗头、换穿棉质内衣。

（3）检查前去除身上金属饰品，包括义齿、手表、钥匙、磁片等。

（4）对焦虑症患者，医生会使用少量镇静剂。根据病情，需要做增强检查时，医生会向患者说明。有严重肾功能衰竭者禁用造影剂。

（5）做肝、脾、胆、胰腺、肾及肾上腺等脏器 MRI 检查，在检查前需禁食 4~6 小时。

（6）盆腔 MRI 检查，检查前晚，需服用番泻叶通便清洁肠道。检查时，患者膀胱内宜留中等量尿液。放有金属节育环的妇女，应在检查前取出。

（五）超声检查须知

超声检查是指应用超声波原理对人体组织的生理特征、形态结构与功能状态做出判断的一种非创伤检查方法。超声检查操作简便、可多次重复、切面灵活多样，且无放射损伤，宜做近期跟踪复查，以掌握病情的动态。另外，超声检查价廉、安全、无痛、定位可靠、报告及时，已广泛应用于临床。

但是，临床上超声检查中同病异图、同图异病现象时有出现，其检查结果和检查者的素质关系十分密切。另外，超声检查对细胞学性质及功能均不能显示，有其局限性。临床上超声检查仅作诊断参考之一，尚需医生综合分析患者临床症状和多种检查、检验结果，才能得出正确的诊断。

1. 做 B 型超声检查患者的注意事项

B 型超声检查可得到人体内脏及脏器之间各种切面图形，尤在甲状腺、肝脏、胆囊、胰腺、肾及膀胱的多种病变，以及妇产科和眼科等方面，应用广泛，其图形直观而清晰，容易发现较小病变，有利于明确诊断。

做 B 型超声检查患者的注意事项有：

（1）做腹部检查时，宜空腹进行。必要时需饮水充盈胃腔，以此作"透声窗"，进行胰腺或腹内深部病变的检查。

（2）做胆道系统超声检查需要前晚吃清淡饮食，当天禁用早餐。在需要评价胆囊收缩功能或了解胆管有无梗阻时，可备用脂肪餐。

（3）做膀胱、前列腺和妇科检查通常要使膀胱适当充盈。检查前饮水 500~800 毫升，憋住小便，使膀胱充盈。有的医院使用阴道超声探头检查，可直接观察子宫和卵巢，无需做膀胱充盈准备。

（4）做腹部和肠道检查时，要在检查前清洁灌肠。

（5）超声检查时，医生会在体表皮肤上涂上一种耦合剂。检查后可用卫生纸擦去即可，不必担心污染衣服。

2. 心血管超声检查的意义

（1）M 型法：主要用于观察心瓣膜及室壁的运动，测量心脏及大血管的内径，也用于心功能测定及各类先天性心脏病的手术前诊断及手术后随访。

（2）二维超声心动图法：检测心脏和血管的血流动力学状态，尤其是先天性心脏病和瓣膜病的分流及反流情况。其多普勒彩色血流显像以实时彩色编码显示血流的方法，即在显示屏上以不同彩色显示不同血液方向的流速。该方法也可发现心腔中的小血块以及心瓣膜上的裂口等改变。

（3）多普勒超声心电图法：用于诊断多种四肢动静脉疾病、主动脉疾病和部分先天性心脏病，如大血管转位、动脉导管未闭等。产科医生还用来诊断、确定胎动和胎心。

（4）经颅多普勒超声检查法：检测颅底主要脑动脉血流动力学（如血流方向、血流速度、血管阻力）及其生理参数的无创性脑血管疾病检查方法,可以判断所测血管的功能及其所灌流区域组织器官的供血状态。

3. 超声检查是否对胎儿有影响

近年来,超声诊断在妇产科中应用范围不断发展。很多孕妇自然会想到,超声检查是否会对胎儿有影响,这个问题在好几年前曾有过争论。

早在 1983 年美国妊娠期内接受一次以上超声检查的孕妇人数已超过 50%。美国国家辐射防护委员会的报告指出,经过几十年数以千万计的患者接受超声检查,还未曾发现有任何有副作用的病例。同样,为了考察超声对人的胚胎和胎儿的影响,人们也对这方面进行了深入的研究,其结果也同样表明超声检查的安全记录是优良的。

大家都知道,X 线对胚胎和胎儿都是有害的,相比之下超声则是安全的。因此,尽管 X 线 CT 技术的发展对超声检查构成某种挑战,但它在妇产科领域中确无立足之地。尽管如此,对孕妇进行超声检查时也必须严守最小剂量,在获得诊断信息下尽量使超声辐射强度降低(小于等于 1 瓦 / 平方厘米),使辐射时间缩短。

医生对某些孕妇及家属,要求用超声检查识别胎儿性别的做法应坚决禁止和劝阻。我国已有明文法规禁止进行这方面的胎儿性别检查。

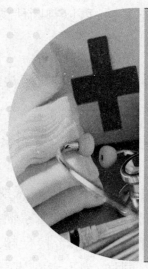

五、特种检查须知

　　利用现代科学技术和仪器，对患者进行病变和功能的特种检查，有内镜检查、导管检查、生物电检查等。从某种意义上说，前述的影像学诊断检查，也应是特种检查的内容之一。

　　某一种检查方法，可能只对某些疾病有特殊价值，而另一种特种检查方法可能对另外一些疾病的诊断有效，医生可以根据患者的具体病情，有所选择。有的患者只要凭病史和一般检查就可以肯定诊断，那就不必要再做更多的检查。检查越多，患者负担和痛苦也就越大。但是某些病情复杂的患者，常常需应用多种方法检查，有时可能仍难以作出结论，那就需要一个较长时期的观察和多次重复检查，才能最后确诊。

　　因此，患者在就诊时，应该听从医生的指导，不要随心所欲，一知半解地乱点检查项目，错误认为检查项目"多多益善"；也不要因为怕检查时的暂时性痛苦，而放弃检查，因此而延误病情，失去有利的治疗机会。

正确的检查,除需要医生认真的态度,精湛的技术和先进的仪器设备外,还需要患者有一定的检查常识,密切的配合。这样才能使检查结果准确无误。

(一) 腔镜检查须知

由于纤维光导技术的飞速发展,临床检查应用的腔镜设备有了一个飞跃,纤维内镜具有纤细柔软、弯曲性强、导光好,视野清晰的优点。

1. 做胃、十二指肠纤维内镜检查的注意事项

胃、十二指肠纤维内镜具有窥察、摄影、活检、息肉摘除、电凝、胰胆管造影、异物取出,甚至内镜下奥狄括约肌切开取石等多种用途。上消化道疾病是常见病、多发病,因此胃、十二指肠纤维内镜在临床诊断和诊治上已被广泛地应用。尤其对临床上表现提示胃部疾病,而钡餐检查不能肯定结果者;良性与恶性溃疡不能鉴别者;良性与恶性肿瘤不能确诊者;出血原因不明者更具检查价值。

近年电子胃镜的问世可以把胃镜中观察到的情况,放大反映到电视屏幕上,一目了然,使胃镜检查技术提高到一个新的水平。

做胃、十二指肠纤维内镜检查的注意事项有:

(1) 严重食管及贲门部梗阻或痉挛者;重度食管静脉曲张者;急性大量上消化道出血者,急性胆管感染者;传染性肝炎;严重心血管疾病;精神病患者;全身情况极差,不能耐受检查者,都禁忌做此项检查。

(2) 检查当日,必须带好病历和有关检查资料,以备医生查阅。

(3) 患者检查当日和前日若患者有急性扁桃体炎、咽峡炎,可

以改期检查。但必须和医院胃镜室联系。

(4) 检查前晚 10 时后禁食,于第二天上午空腹检查。如下午进行检查,患者上午可饮糖水,中午必须禁食。

(5) 已作钡餐胃肠造影检查的患者,最好 3 天后做纤维胃镜检查。幽门梗阻、胃潴留的患者要在检查前洗胃。

(6) 检查前 30 分钟,患者要按时注射医生配给的阿托品。排空大小便。取下活动义齿。有胃潴留患者,应告诉医生,先应洗胃,而后检查。

(7) 当医生给予咽喉部喷雾麻醉时,患者要张大口配合,颈部尽量后仰,以便充分麻醉。

(8) 检查时,患者要全身放松,取侧卧位,头略前昂,双腿弯曲。要按医生要求做好吞咽或者屏气动作。不要紧张,咬住牙垫,平稳呼吸。

(9) 患者检查后 1 小时,待麻醉作用消失后才能进流质软食(牛奶、豆浆、麦乳精等)。做活组织检查的患者要禁食 2 小时。

(10) 患者检查后须适当休息,做活组织检查的患者更要休息。

(11) 检查后,患者可有咽喉疼痛和少许声音嘶哑,不需要特殊处理,休息 2~3 天后会自行消失,不必惊慌。如有剧烈的腹痛、呕血或黑便等,应该马上去医院检查。

2. 做纤维结肠镜检查的注意问题

做纤维结肠镜检查的患者,应注意以下问题:

(1) 有严重溃疡性结肠炎,广泛肠粘连,严重心肺功能不全的患者;妊娠妇女不宜做此项检查。

(2) 检查前 3 天,进低渣或流质饮食。要做高频电手术者,勿食乳制品。检查前 1 天晚上服蓖麻油 30~40 毫升,或番泻叶 10 克(煎服），或者硫酸镁 20~30 克口服，同时需多饮水。有溃疡性结肠炎和腹泻患者可以免服。

（3）检查当日上午禁食。术前一两小时温水清洁灌肠两三次，直至灌出液澄清为止。术前 15~30 分钟肌内注射盐酸山莨菪碱 10 毫克，地西泮 5 毫克。

（4）检查时，患者换上检查开裆裤，左侧卧位，屈右腿，全身放松。

（5）做过活组织检查的患者，检查后 3 天应尽量休息，勿剧烈活动，不做钡剂灌肠检查。

（6）检查后，患者若有剧烈腹痛、便血，应及时去急诊。

3. 直肠、乙状结肠镜检查要注意的问题

直肠、乙状结肠镜检查是下消化道疾病常用的、安全而有效的检查方法，还可以在直视下做直肠或乙状结肠内活组织检查、息肉摘除和止血。

患者在做直肠、乙状结肠镜检查时，要注意以下几点：

（1）检查前晚，应吃少渣饮食，睡前服用医院配给的轻泻药，如硫酸镁、番泻叶等。腹泻者不用。

（2）必须在检查前 1 小时到达医院，排空大便或进行清洁灌肠。精神紧张的患者可以要求医生给予镇静剂。

（3）患者在检查时采用膝胸位（趴在检查床上的体位，膝部贴近胸部），两腿分开。体弱的患者可采取左侧卧位，左腿伸直、右腿屈曲。检查时，患者不要随意移动体位。有不适时，可以张口深呼吸。

（4）检查后，要休息 1~2 小时。取活组织检查的患者 3 天内避免做剧烈活动，不能再做钡剂灌肠造影。如有剧烈腹痛、便血等，

应去医院紧急处理。检查后 24 小时没有大便者也应去医院检查。

（5）有直肠、乙状结肠狭窄、肛裂、肠道急性炎症、急性腹泻、严重高血压、心脏病、妇女月经期、孕妇、体质极度衰弱等情况的患者禁止做检查。有出血性疾病的患者禁止做活组织检查。

4. 腹腔镜检查、诊断、治疗一体化

腹腔镜检查是在腹腔镜直接窥视下，观察腹腔或盆腔内器官表面的病理变化，亦可在直接窥视下采取活组织检查。腹腔镜检查能窥视的器官有肝脏、胆囊、胃大弯、胃前壁、结肠、空回肠、大网膜、壁腹膜、子宫和输卵管等，所以对这些器官疾病的诊断有一定帮助。

腹腔镜检查操作简便、创伤性小，视野清晰，并可彩色摄像。为此，它可填补临床诊断不足和不必要的剖腹探查手术，更能使诊断与手术治疗一体化，大大拓宽了现代腹腔镜的应用范围，目前已成为一项有效的诊断和治疗方法。

腹腔镜检查患者注意事项有：

（1）有严重心肺疾患、腹腔广泛粘连、急性腹膜炎、明显出血倾向、体质极度虚弱的患者，妊娠妇女、月经期妇女不宜做腹腔镜诊疗。

（2）检查前应禁食 8~12 小时，按腹部外科手术要求进行皮肤准备。术前一晚灌肠 1 次。做普鲁卡因皮试。女性患者做下腹部腹腔镜检查，检查前 30 分钟留置导尿管。术前 30 分钟肌内注射镇静剂，如苯巴比妥钠、地西泮等。排空小便。

（3）黄疸或出血、凝血时间异常者，应先注射维生素 K，连用 3 天后复查，待出血凝血时间正常后方可做腹腔镜检查。

（4）如为腹水患者，术前应放腹水。量大者，可分批放水。

（5）术后 24 小时严格静卧，并严密观察有无腹痛或内出血现象。术后 4 小时可以进食半流质。鼓励患者自行排尿，防止尿潴留。

（6）检查后，可服用镇痛剂，减少切口疼痛。应用抗生素 3 天，预防感染。

（7）术后 7 天拆线，拆线前不宜做剧烈活动。

5. 做纤维支气管镜检查患者的注意事项

纤维支气管镜是检查呼吸系统诊疗的重要方法之一。它具有纤细柔软、可弯曲、导光强、视野广，并可伸入肺段、亚段或更小的支气管等优点，对两侧上叶支气管等检查较困难的部位，亦能进行系统检查，尤多用于肺癌的早期诊断、肺部弥漫性病变的支气管内肺活检，以及某些支气管病变的局部治疗，如吸痰引流解除气道梗阻，局部注入抗生素等有很多价值。目前除取异物使用金属支气管镜外，其他多使用纤维支气管镜检查。

做纤维支气管镜患者的注意事项有：

（1）有以下情况者不宜做此检查：严重心肺功能障碍、主动脉瘤压迫气管或食管者、全身情况极度衰弱、恶性病变颈椎转移、近期有其他急性病（如呼吸道大出血、喉结核、肺炎）等。

（2）注意口腔卫生，手术前用复方硼砂溶液漱口，有上呼吸道炎症者延期检查。

（3）去检查时，随带 X 线检查胸片。检查前 4 小时禁饮禁食，检查前 30 分钟肌内注射阿托品 0.5 毫克和镇静、镇痛剂（如吗啡 5~10 毫克）。

（4）检查时，先做咽喉部及气管黏膜表面麻醉。患者取掉义齿，取卧位或坐位，经鼻或口腔将镜插入气管及支气管。要求患者全身放松，充分合作。

（5）检查后 2 小时内不要饮水、进食，2 小时后酌情给流质或半流质。少数患者可有少量痰、血、咳嗽、低热、咽喉痛等，无需特殊处理，但可随访观察，必要时对症治疗。

（6）检查后继续漱口，医生会根据患者的情况给予抗生素，预防感染。

6. 患者做膀胱镜检查前后

膀胱镜是一根装有复杂光学透镜系统的多功能软管。在膀胱镜直接窥视下，可观察膀胱及输尿管开口；留取膀胱尿、肾盂尿做镜检和培养；进行逆行造影检查等，用于诊断和治疗泌尿系统疾病。尤其是早期发现膀胱恶性肿瘤，进行膀胱内手术，如膀胱肿瘤电切术等。

有的人认为尿道这么细，又弯弯曲曲，插一根管子到膀胱里去，不要痛煞人吗？很担心。其实，并非如此。正常男性尿道长约18~20 厘米，有三个狭窄部（外口、膜部、内口）和两个弯曲（耻骨下弯、耻骨后弯）。耻骨下弯只要把阴茎向腹侧上提即能变直。耻骨后弯可利用膀胱部的弯曲顺势通过。一般只要膀胱镜通过尿道外口，就能顺利进入膀胱。况且在检查之前，尿道内要注润滑油，还要进行表面麻醉和骶管麻醉。只要医生在检查时动作轻柔、认真，患者密切配合，是完全可以减少疼痛的。女性患者尿道直而短，仅有 4~6 厘米长，更不必顾虑了。

患者在检查前，应该了解下列几点：

（1）有急性尿道炎、前列腺炎、膀胱炎；年老体弱、有心、肝、肾严重疾病的患者，妊娠妇女不宜做该项检查。

（2）检查前，患者须洗净外生殖器、会阴部。临检查前要排空大小便。拟作逆行肾盂造影者，应在检查前，灌肠一次，并禁食 8

小时。

（3）精神紧张的患者可以要求医生给予镇静剂。

（4）检查插镜时，患者要深呼吸，帮助肌肉放松。

（5）检查后，不要马上单独站立、行走，特别是老年人，应该卧床休息 2~3 小时。患者要尽量多饮开水，注意保暖。

（6）检查后有膀胱胀痛、烧灼感的患者可以热敷减轻疼痛。有持续的肉眼血尿或不能小便，频繁呕吐的患者，应及时告诉医生处理。

（二）心导管检查

心导管检查是使用特制的心导管经周围血管（通常是股动脉或股静脉）送入心脏或者血管的指定部位进行检查。心导管检查对心脏血管疾病的诊断具有重大意义，如先天性心脏病、心血管畸形、冠状动脉和周围血管狭窄部位与程度作出正确判断、心外科手术前必做的检查，还能进行心血管的手术，如安置冠状动脉支架等。

做心脏插管检查患者的注意事项有：

（1）受检者检查前要做血、尿常规、肝、肾功能、X 线胸片、心电图、超声心动图等检查。

（2）检查前口服或肌内注射地西泮（安定）5~10 毫克。

（3）拟作造影者，应做碘过敏试验。

（4）检查前禁食 12 小时，做局部皮肤清洁。

（5）听从医生指挥，按医生要求做深呼吸、憋气、用力咳嗽等，与医生密切配合。

（6）检查后，每 30 分钟测血压、心率各 1 次，共 3 次。检查结束后,拔出导管,需要局部按压止血 15~20 分钟,然后加压包扎。局部保持干燥、清洁。

(7) 应用抗生素防止血行继发感染。

(三) 生物电检查须知

生物电是生物器官、组织和细胞在生命活动过程中发生的电位和极性变化。依据生物电的变化可以推知生理过程是否处于正常状态,如心电图、脑电图、肌电图等生物电信息的检测等。

1. 做心电图检查的注意事项

心脏在收缩与舒张时,产生微弱的生物电,利用心电图机可以从身体表面不同的部位探测这种电位变化,并记录下来。心电图描记时,先将金属电极板放在两手、两脚和胸前,再用导线连接到心电图机上。检查时,患者毫无感觉,对健康无害。

患者做心电图检查时应该注意以下几点:

(1) 检查前不能饱饮、饱食、吃冷饮或者抽烟,需要平静休息 20 分钟。过去做过心电图的患者,应该将以往的报告或者记录交给医生,以便对照分析。

(2) 检查时,患者要平躺,全身肌肉放松,平稳呼吸,保持安静,切勿讲话或者移动体位。

(3) 患者如服用过洋地黄、钾盐、钙类药物,必须在检查前告诉医生。此类药物可以引起心电图变化。

(4) 阵发性心律不齐的患者,有时一次心电图不能记录到有关变化,需要多次检查,特别是在发作时才能记录到。

(5) 有的医院,在金属电极板处涂有电极膏,做完心电图后,可用纱布或者卫生纸擦掉。现在大多数医院用酒精代替。

2. 做动态心电图检查的注意点

动态心电图是通过胸壁皮肤电极,用一个随身携带的小磁带记录器,可以长时间 24~48 小时慢速记录心电图,之后将记录磁带快速回扫进行分析。

动态心电图在检查时,看不到心电图波形,因此不能即时作出心电图诊断,也不适宜用于监测心脏急症。但它能长时记录心电图,可长达 48 小时,记录心跳多达 10 万次以上。因此,不仅能取得大量信息,且能结合日常生活、工作、劳动、服药,进行动态观察,常能发现心电图难以检查到的一过性心电图改变,这是动态心电图的独特之处。

动态心电图常应用于下列情况:①心源性症状的识别;②心律失常的确诊;③用于对冠心病的早期诊断,也可观察治疗冠心病药物的疗效;④对心律失常预后的判断和抗心律失常药物的筛选。

做动态心电图的患者应注意以下几点:

(1) 检查前先做常规心电图一次,以作对照。

(2) 用无水乙醇加乙醚混合物,擦去受检者置放电极位置皮肤表面油脂。

(3) 医生在患者身上安置好电极和记录器后,切勿擅自拉动电极、导线,或拨动记录器上的开关。

(4) 检查期间,勿沐浴、游泳,勿到有放射及高频电磁场的区域去活动,以免记录器受影响。

(5) 检查时,一切活动不受限制。记录好自己进餐、睡眠、步行、运动、登梯、抽烟、服药等项目出具体时间,以及出现头晕、胸闷、胸痛、恶心等症状的具体时间。

（6）检查过程中,受检者应远离高压电场所,如放射科、理疗室、高压电线架、高压变压器等。

3. 做脑电图检查的注意事项

脑电图是借助于电子仪器,将脑部微弱的生物电加以放大几百万倍后,描记在记录纸上所成的曲线图,可作为癫痫、脑部肿瘤、脑脓肿、病毒性脑炎、脑血管疾病等的辅助诊断。

检查时,患者头上安置多个电板,但对患者既无痛苦,也无损伤,更不会引起什么后遗症,完全不必顾虑。精神紧张,将会影响检查结果。

患者注意事项有:

（1）检查前 24 小时停服镇静药、兴奋药和其他作用于神经系统的药物。禁饮咖啡、浓茶等。如果不宜停药的患者,应该在检查前向医生说明用药的名称和剂量。

（2）检查前,把头发洗净、晾干。忌用发油。

（3）患者应在饭后 3 小时内检查。如不能进食者可服糖开水(白糖 50 克)或者告诉医生可静脉注射 50% 葡萄糖 40 毫升,以免低血糖而影响检查结果。

（4）小儿或躁动不安的患者,医生会给予镇静剂,待睡眠后再检查。检查时不宜穿着过多,毛衣和化纤类衣服常造成静电干扰,应在检查前脱去。

（5）检查时,患者应全身放松,轻轻闭目。患者要密切和医生配合,按医生要求完成各规定的动作。

4. 做针极肌电图检查的注意点

用针电极或表面电极记录神经和肌肉的生物电活动。肌电图检查可协助诊断运动神经元疾病、肌肉疾病、周围神经损害、多发性神经炎等,特别是病变在哪一部位的定位诊断有一定意义。

做针极肌电图检查的患者要注意以下几点:

(1) 对重症肌无力患者,一般在停药 18 小时后进行检查。

(2) 检查前医生会向患者说明检查时的感觉和配合检查要求。

(3) 婴幼儿检查常不能合作,应动作敏捷,选择重点,待患儿躁动后休息之机准确观察。检查时患者应取合适体位,使肌肉充分放松。

(4) 受检肌肉表面皮肤消毒后,插入针极时,稍有痛感。

(5) 避免过度紧张及空腹状态下检查,以免晕针。

(四) 活组织检查须知

活组织检查是从有病变可疑的部位上,切下一小部分进行病理切片检查,以明确诊断。此种方法比较准确、可靠,可以及时提供诊断意见,供治疗参考,是临床上常用的诊断方法。

取活组织的方法有:①体表浅层活组织检查;②内镜活组织检查;③穿刺活组织检查;④体腔穿刺液检查;⑤手术切除组织检查。有条件的医院,在手术中尚可做冰冻切片,马上检查,20~30 分钟就可报告。根据报告结果,立即决定手术治疗方案。

小手术活组织检查是临床上常用的方法。检查时,要求患者事先洗净检查部位的皮肤,这样可以减少检查后感染的机会。一般小手术范围都很小,无多大痛苦,加上要使用麻醉药,所以不必紧张与顾虑。术后,最要紧的是及时将获取的组织标本和医生填写好的病理申请单送到病理科。通常约 5~7 天后可知道检查结果的报告。

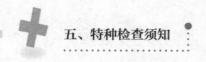

1. 做活组织检查需注意的事项

在做病理检查时,患者及家属应注意下列事项:

(1) 解除各种思想顾虑,不要精神紧张。

(2) 在做活组织切取检查、穿刺及内镜检查之前,应向有关医师了解术前应特别注意的事项,并严格按医嘱做好术前准备。

(3) 在术前洗净将要做活切或穿刺的部位,以减少感染的机会。在洗净该部位时,手法应轻柔,不要用力挤压和揉捏,以防止人为地造成充血、出血等病变和促使肿瘤扩散。

(4) 去医院前,最好喝一点热牛奶、豆浆或吃一点稀饭,以减少因空腹及紧张而引起的头昏、不适甚至晕厥。

(5) 宫颈刮片前2天停止性生活。

(6) 术后应遵医嘱服用抗生素。在做内脏穿刺后,不可立即离开医院。须经过观察并征得手术医生的同意后,才可回家。如果发现有局部剧痛伴面色苍白、冷汗不止、恶心呕吐等现象时,应立即到做穿刺的医院就医。

2. 怎样看病理检查报告

做过病理检查后,患者及其家属总希望早知道检查的结果。看病理报告时,对易混淆的一些问题,现作一简介。

(1) 报告上有"瘤"字,不一定都是肿瘤。有不少人在拿到病理报告后,首先找的就是有无"瘤"字。其实,由于长期以来流传下来的疾病命名的不同,使得病理报告中的"瘤"字的含义也变得复杂。以"××瘤"命名的病,并非都是真性肿瘤,如黄色瘤、动脉瘤、结核瘤、胆脂瘤等,它们是一些炎症、局部结构改变和病因未明的疾病。

(2) 有"瘤"字不一定都是恶性的。一般说,病理学中给肿瘤命名的原则是：良性肿瘤以"瘤"字结尾，恶性肿瘤以"癌"字或"肉瘤"结尾。因此，凡无其他形容词作定语而以"瘤"字结尾的肿瘤，基本上是良性肿瘤。但如在病名前加有"恶性"，例如"恶性××瘤"，或在"瘤"前加有"母细胞性"的定语，例如"××母细胞瘤"，则均属恶性肿瘤。

（3）报告上没有出现"瘤""癌"和"肉瘤"等字，也不一定不是肿瘤，有的却是真性的恶性肿瘤，如白血病、霍奇金病等。

（4）"未分化癌"不是"未发现癌"。"未分化癌"，是新生癌细胞的形态和其来源的正常组织间毫无相似之处，以致病理医生也难以单凭其形态而推测出其来源的组织，这样的癌就叫未分化癌，其恶性程度很高，低分化癌其恶性程度较高；高分化癌其恶性程度较低。

（5）报告上写"请密切随诊"的意思是病理科医生认为患者的病变具有潜在恶性或不能完全排除其恶性可能。因此，患者及其家属不应掉以轻心，更不要因为目前还未作出恶性肿瘤的诊断而感到万事大吉。应遵医嘱治疗和定期到原就诊医院复诊。

3. 做腰椎穿刺需注意的问题

脑脊液产生于侧脑室脉络丛，存在于脑室及蛛网膜下腔内的一种无色透明液体。脑脊液功能为维持神经组织的内环境；给脑和神经组织细胞提供营养物质，运走代谢产物；调节颅内压力；保护脑和脊髓免受外力震荡损伤的功能。当中枢神经系统发生病变时，正常脑脊液可发生各种改变。因此，脑脊液检查有助于中枢神经系统疾病的诊断、治疗和预后的判断。

有人担心腰椎穿刺抽脑脊髓液会影响身体健康，有损大脑记忆，还会有后遗症。这是不正确的。一个人的脑脊髓液大约有 150

毫升，它一方面不断生成，一方面又不断被重新吸入血液，在体内总是保持着脑脊髓液的压力平衡。抽掉少量脑脊髓液，马上会得到新的补充。另外，通常腰椎穿刺的部位在第三、四腰椎之间，此处只有部分脊神经根和马尾神经，并无脊髓，所以也不会因穿刺而造成脊髓损伤。

当脑和脊髓患病时，本身会产生不同程度的损害。治疗后，可能遗留下各种神经症状，而不能误认为腰椎穿刺抽脑脊髓液所引起的后遗症。只有早期穿刺，才有利于早期诊断，早期治疗，才能最大限度地避免产生脑与脊髓疾病的后遗症。

腰椎穿刺时，患者配合好坏是穿刺成功的关键问题。患者怎样才能配合得好呢？

（1）患者侧卧在硬板床上，背部和床边垂直，头向胸前弯曲，背向后弓起，两手抱膝，膝向腹部屈曲。

（2）患者平稳呼吸，不要紧张，切勿憋气鼓劲。医生会使用局部麻醉，并不感到疼痛。

（3）穿刺后，需要去掉枕头休息 4~6 小时，如坐起后仍觉头昏，须继续卧床休息数小时。患者可以多饮些开水。

（4）有的患者过早起床活动，可以引起头痛、恶心、呕吐。严重的需要马上请医生处理。

（5）穿刺后有 1~2 天腰酸、腰痛感，属正常现象。

（6）脑脊髓液标本送验要及时。

4. 什么是骨髓穿刺检查

骨髓穿刺术是吸取骨髓液了解造血系统疾病的一种诊断技术。骨髓是制造血液的"工厂"，有人担心骨髓穿刺是否会伤害身体？其实这种担心是多余的。成人骨髓平均重量为 2600 克，骨髓穿刺仅抽取骨髓液 0.2 毫升，对人体来说是微不足道的。而且骨髓的再生能力很强，骨髓液被抽去后，马上会促使新的骨髓生成。所以不会伤害身体。

骨髓穿刺都在局部麻醉下进行，患者无明显疼痛感，只有极少数患者略有酸胀感。一般术后就可以起床正常活动。但是，对有明显出血倾向、血友病患者应遵医嘱。

骨髓穿刺除用于诊断检查外，有时亦可用于骨髓内输液或注射药物。

某些骨髓病变，如骨髓纤维化、恶性肿瘤等，骨髓内的病理细胞不容易通过穿刺抽取，此时采用骨髓活检就能明确骨髓组织的病理改变。目前多采用特殊的骨髓活检针，抽取骨髓组织约 1~2 个米粒大小。患者在检查中的注意点同骨髓穿刺。

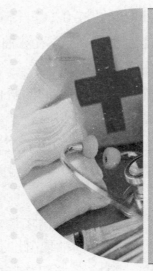

六、用药须知

　　药物是人类同疾病作斗争的有效手段之一，临床上治疗疾病很多疗效是通过药物治疗来实现的。但是，药物的副作用也不容忽视，除了开药的医生要重视外，用药的患者更应该需要了解正确用药的知识，让药物发挥更好的治疗作用，尽量避免药物的副作用。2005 年百姓安全调查报告显示，不合理用药情况占用药者的 32%。目前，在我国每年约有 250 多万人次因为药物不良反应而住院。

（一）明明白白配药

　　配药、用药是一种性命攸关的事情，患者和家属要慎重对待，不能掉以轻心。

1. 识读医生的处方

　　去医院看病，医生少不了要给你开一张处方。如果你稍加注意,便会发现在处方笺的左上角,有一个"R"符号。R是拉丁文"取"、"拿"一词的缩写,他的含义是取用以下药物。

在处方中医生都写明了每种药物的使用方法,患者在取药时应记住各个药物的使用方法和注意事项。许多人用药,常把1日3次的1日,理解为白天这段时间。把用药时间定在上午、中午和下午,或是三餐前后。其实不然,1日3次是指一天24小时而言。1日3次,是根据24小时内药物在人体血液中的浓度变化制定出来的。因此,1日3次,正确的服药时间是每隔8小时用药1次。两次服药间隔时间过长,会影响疗效,两次服药间隔时间过短,会增加药物的不良反应。考虑到人的作息规律,每日3次用药时间可以这样安排:早上7点,下午3点,晚上11点。同样的道理,每日2次,每日4次,都应以24小时来安排用药时间,具体情况请务必遵医嘱用药。

2. 医院配药需要注意事项

凭医生开的处方,在医院药房里就可以配到药。需要到药店外买的,医生会在处方上注明。

配药的患者或者家属需要注意几点:

(1) 本院处方到医院付款或收费处盖收款章,然后去药房领药。

(2) 领药时,要核对一下药袋上的姓名,用法,以及药物的品种,数量是否正确。防止多拿,少拿或者错拿。用法不清楚的,要当面问清。同时,要看一下药品是否有变质、过期、破损等,一旦发现立即向药房退换。

(3) 配取较多药品或中药时,最好带上一只手提包或者网袋,便于携带,避免针剂摔碎,药袋遗漏或中药包破损。

（4）注射的针剂都要发给注射单，凭单才能注射，切勿遗失。针剂忌用手摸弄，容易把安瓿面上印有的药名、剂量、批号擦掉，而无法使用。

3. 药品的保存

有的药品容易受到外界环境中空气、湿度、温度、光线等影响而变质失效，甚至会引起毒性。

现在医院配到的药品绝大多数都是整盒包装的。有时没有服用完，就保存在家里备用。为了防止药物变质，保证疗效，避免浪费，药物必须妥善保管。方法是：

（1）将药品装在密闭的容器中，置于湿度较低的阴凉干燥处。药品随吃、随拿、随盖。

（2）避免阳光照射。凡遇光易变质的药品，应贮存在有色的瓶子中，或外包黑纸置于暗处。

（3）有特殊气味或有毒的药品，应分别贮存。不同品种的药物也不宜在同一瓶内混合存放。

（4）已经霉变、潮解及过期失效的药物不可应用。注射剂有变色或混浊，更不能使用。

（二）正确用药

正确用药可使药物的治疗作用事半功倍。

1. 常用的用药方法

用药方法又称给药途径，用药方法不同及正确与否，对药物疗效影响很大。不同的用药方法有不同的特点。

(1) 口服:绝大多数药物进入胃肠道后,能为胃肠道黏膜所吸收。因此口服给药是一种最常用的方法。其优点是服用方便、安全,要求的药物制剂比较简单,易为患者所接受。其缺点是药物易受食物影响,并需经过胃的排空进入小肠后才被吸收,发挥作用慢(一般口服半小时后才显效)。有些药物,如胰岛素、苄星青霉素等,口服后会被消化酶破坏。卡那霉素口服不易吸收。依米丁等口服刺激性太大,极易造成恶心、呕吐,无法口服给药。

(2) 注射:其优点是剂量准确,作用快,但要求严格,要有给药器械(注射器等),要严格消毒以及使用不同的注射技术。此法适用于病情严重或不能口服用药的患者。常用的注射方法有如下几种:

1) 皮下注射:适用于剂量为 1 毫升以内而没有刺激性的注射剂。皮下注射比口服给药吸收快而安全,注射后 5~15 分钟即生效。

2) 肌内注射:药量在 10 毫升以内。由于肌肉血管丰富,药物的吸收比皮下更迅速完全。

3) 静脉注射或静脉滴注:要求使用的药物澄清,无浑浊、沉淀,无异物和致热源。为了使药液在血液中维持较长时间或不断补充大量液体,可采用静脉滴注,这就是平时所说的“打吊针”、“打点滴”、“输液”等。此外,还有鞘内注射、关节内注射,就是所说的“打封闭针”。

(3) 舌下给药:常用的有硝酸甘油、硝酸异山梨酯、异丙肾上腺素片等。

(4) 直肠给药:直肠给药比口服给药吸收更快,如治疗细菌性痢疾时采用大蒜液灌肠,治疗慢性结肠炎时用庆大霉素、地塞米松等局部灌肠。

(5) 局部用药:有涂擦、撒粉、喷雾、含漱、熏洗、滴入等。其优点是在用药部位保持高药物浓度,产生局部作用,但应注意发生过敏反应。此外,还有皮下埋藏药物等方法。

(6)雾化吸入:如用于治疗哮喘的喘康速气雾剂、舒喘灵气雾剂等,此法的优点是药物作用快速,使用方便。

不同给药途径的药物吸收速度不同,一般为静脉注射 > 吸入 > 肌内注射 > 皮下注射 > 口服 > 直肠 > 外敷。

2. 正确服用、使用各种片剂、散剂

主要的片剂剂型服用、使用方法有:

(1)压制片:一般情况下片剂均要整个吞服,温水送下。有的药片中间有一道刻痕,可以很容易地掰开服用半片。有时也可以研碎服用,但一定注意是普通片剂。

(2)包衣片:可分为糖衣片及薄膜衣片。糖衣片半透明的感觉,多有色泽,不同于普通片剂。片剂包衣的目的是消除异味、防潮、避光等以增加稳定性、避免胃液破坏等等,如阿司匹林肠溶片、红霉素肠溶片、麦迪霉素肠溶片等,它们具有一个共同特点:在胃中保持药物的原形,不被溶解,而在肠液中崩解吸收。它们是在胃酸中不稳定、易分解失效的药物(如胰酶片),对胃黏膜有刺激性的药物(如红霉素片)。对胃黏膜有刺激性的药物,包上肠溶衣后,可保护它们不被胃酸破坏,减少不良反应。因此,包衣片一般应整个吞服,温水送下,有破碎不应服用。

(3)多层片:指由两层或多层组成的片剂,各层含不同的药物或各层药物相同而辅料不同。因此多层片只能整个吞服,温水送下,有破碎不应服用。

(4)泡腾片:指含有泡腾崩解剂的片剂。泡腾片遇水可产生二氧化碳气体使片剂迅速崩解。多用于可溶性药物的片剂,可供口

服或外用,如乙酰水杨酸泡腾片。口服应先加水溶化后服用,外用可直接放入用药部位(如阴道)。

(5) 咀嚼片:指在口中嚼碎后咽下的片剂,这类片剂较适合于儿童或吞咽困难的患者。咀嚼片在缺水的情况下也可按时用药。一些营养药如维生素以及治疗胃部疾病氢氧化铝、三硅酸镁等多制成咀嚼片应用,可加速药物溶出,提高药效。咀嚼片应在口中嚼碎后咽下。

(6) 口含片:又称含片,是指含在口腔或颊膜内缓缓溶解而不吞下的片剂。含片多用于口腔及咽喉疾患。起局部消炎作用。药效发挥迅速,可产生持久的治疗作用。如含碘喉片、华素片等。服用方法是含在口腔或颊膜内缓缓溶解而不是吞下,紧急时可以嚼碎,但不要随唾液咽下,更不可整片吞下。

(7) 舌下片:药物在舌下黏膜直接吸收,有速效,有可防止胃肠液及酶对药物的不良影响等。如血管扩张剂、甲基睾丸酮等激素类药物常制成舌下应用。最有代表性的药物是硝酸甘油片,必须舌下含服,2~3 分钟可起良好作用,迅速缓解心绞痛症状,若吞服则可能在 30 分钟后才能起效,延误急救治疗。另外该药吞服后经过肝脏会有 90% 以上被代谢掉,因此吞服硝酸甘油疗效甚微,故一定要舌下含服。舌下片应放在舌下含服,紧急时可以嚼碎,但不要随唾液咽下,更不可整片吞下。

(8) 溶液片:又称调剂用片。为临用前加适量水溶解使其成一定浓度溶液的片剂。所用药物和辅料都应是可溶性的,一般供漱口消毒、洗涤伤口等用。为避免口服中毒,此类片剂多制成特殊形状或着色,以便于识别,如复方硼砂漱口片。此类片剂的使用方法是临用前加适量水溶解,漱口消毒、洗涤伤口,切勿吞下。

(9) 缓释片:系通过适宜的方法延缓药物在体内的释放、吸收、代谢以及排泄,从而达到延长药物作用的一类片剂。具有血药浓度平稳、服药次数少、治疗作用时间长等特点。如氨茶碱缓释片、硫酸亚铁缓释片等。一般应整个吞服,用水送下,注意一定要整片吞服。

(10) 控释片:系指药物从制剂中能迅速释放到体内而发挥治疗作用的一类片剂。具有药物释放平稳,接近零级过程;吸收可靠,血药浓度平稳,不良反应小和药物作时间长,可减少服药次数等特点。如氯化钾控释片等。一般应整个吞服。用水送下。注意一定要整片服。

缓释或控释片剂的外观可能与普通片剂相似,但是缓释或控释剂型的每一片的剂量大于普通型药物的一片剂量,掰开后破坏了特殊工艺结构,可能使大剂量药物一次进入体内,产生不良反应。但是也有的缓释或控释剂型可以分开服用,如盐酸曲马多缓释片(奇曼丁)可以分为两半服用,请注意看说明书,必要时可以咨询药剂师。

(11) 分散片:系遇水可迅速崩解均匀分散的片剂。分散片吸收快、生物利用度高。如罗红霉素分散片、雷尼替丁分散片等。分散片可口服或加水分散后吞服,也可咀嚼或口含服用。

散剂指一种或多种药物均匀混合制成的粉末状制剂,又称“粉剂”,有内服散剂,也有外用散剂。内服散剂较适用于小儿,便于调整剂量,以消化道用药为多,服用时应加适量水润湿或制成稀糊状后服用,以便起到保护消化道黏膜作用,如蒙脱石散剂。

外用散剂可以起到保护、吸收分泌物、促进凝血和愈合的作用,一般直接撒布在患处即可。

3. 服药的正确体位

服药时所采用的体位对药物的吸收作用有着较大影响。英国科学家对口服能在 X 线下清晰可见的钡元素的患者进行研究观察,结果发现,患者采用站立或坐位时,只需 6 毫升的水冲服,药物在 5 秒钟之内就能全部到达胃里;但如果躺着服用同样的药物,用了多达几倍的水冲服,有一半药物在长约 25 厘米的食管里就逐渐被溶化吸收药物,并不能全部到达胃里,致使药物没有完全发挥作用,有些药物还会刺激食管黏膜。另外,躺着服药也易使药物和水误入气管,引起呛咳。所以,在口服用药时,最好采用"站位"或"坐位",切勿躺着服药。

4. 服药的时间有讲究

由于病情不同,药物不一,加之药物的吸收、排泄各异,所以,掌握时间用药,可以使药物发挥最佳治疗效果,减少药物治疗带来的副作用,有利于使用药物安全、有效。

(1)饭前服药(饭前 30~60 分钟)。此时服药,胃肠道内无食物,不会干扰、影响药物的吸收,药物的作用也能完全、有效的发挥,因此凡要求药物充分吸收、奏效快而无刺激性的药物,均可在饭前服,如助消化药。又如胃动力药多潘立酮,用于消化不良症,宜在饭前 10 分钟左右服用,必要时可在睡前服。

(2)饭后服药(饭后 15~30 分钟)。胃肠道内有食物时,可以减轻药物的刺激。凡是刺激性大的药物,宜在饭后服用。刺激性强、容易损伤胃黏膜的药物,如硫酸亚铁等,服后易产生恶心、呕吐、嗳酸等胃肠道反应,所以宜在饭后服用。

(3)睡前服药(睡前 15~30 分钟)。滋补药品,如人参、蜂乳、十全大补膏、阿胶、龟鳖胶等,不宜在饭后服用,最好在晚上睡前或早晨空腹用药,以利于人体快速吸收和充分利用。镇静催眠药也应在睡前服。缓泻药,如酚酞片等,因其作用缓慢,应在睡前服,翌晨即可排便。

（4）清晨服药：抗肺结核药，如异烟肼、利福平等，常清晨一次性给予，这样可使药效增强，副作用减少。

（5）定时服（间隔一定时间用药）：多为一些吸收快、排泄快的抗菌消炎药，因排泄或破坏较快，为维持有效浓度，需每隔一定时间服用一次。

（6）必要时服：多为解痉止痛药，如颠茄、阿托品、普鲁本辛等在胃肠痉挛疼痛时服；感冒发热服复方酚氨咖敏片；头痛时服用去痛片；心绞痛发作时，舌下含化速效硝酸甘油片等。

5. 常见的错误用药观点和现象

由于很多人缺乏医学知识，常有一些错误的用药观点和现象。

（1）打针比吃药好：随着竞争的激烈，节奏的加快，有些人患病后，总喜欢打针，不愿意吃药，认为这样既可节省时间，又可使疾病尽快痊愈，其实不然。是否打针，需要医生根据病情决定。一般情况是，能吃药的尽量不打针，能肌内注射的尽量不静脉注射。而且，静脉注射也会引起诸多副作用。所以，患病后不要盲目打针。

（2）硬胶囊不好吞服，去壳服用：有些患者嫌胶囊不好吞服，老人和小孩更觉胶囊难吞，于是干脆把胶囊打开，将其中的药粉倒出来服用，这样做是不对的。

因为把药物制成胶囊的目的有三，一是为了掩盖某些药物中的不良气味；二是药物不需在胃中而必须在肠中溶解，所以制成肠溶胶囊剂以保证药物效力充分发挥，如果把药粉倒出来服用，不但影响疗效，还会产生一些副反应。

（3）药品研粉后给孩子或老人吃：老人或孩子口服药片、药丸时由于体积过大不易吞服，家属往往会把药片研碎后给老人或孩子服用。其实,有些剂型的药片研碎服用将达不到应有的治疗效果,还会产生很大的副作用。因此特殊功能的口服药在分割时会破坏药的特殊结构,使药物的疗效及毒副反应发生变化,甚至会造成中毒。

为此,医生建议这些药不能研碎服用,如肠溶制剂、控释缓释制剂。

(4) 干吞药:有些人为了省事,不喝水,直接将药物干吞下去,这也是非常危险的。一方面可能与躺着服药一样损伤食管,甚至程度更严重;另一方面,没有足够的水来帮助溶解,有些药物容易在胃内结块,例如复方磺胺甲噁唑等磺胺类药物。

(5) 舌下含服麻烦改为吞服:有些人将舌下含的药物让患者口服,结果疗效大大降低,如抗心绞痛药硝酸甘油片,舌下给药吸收迅速完全,血药浓度高,能迅速缓解心绞痛;而口服给药则吸收缓慢,且易在肝内失活,血药浓度极低,疗效仅为舌下含服的 1/10。

舌下用药时身体应靠在座椅上取坐位或半坐位,直接将药片置于舌下或嚼碎置于舌下,药物可快速崩解或溶解,经过舌下黏膜吸收而发挥速效作用。如口腔干燥时可口含少许水,有利于药物溶解吸收。应注意切不可像吃糖果似的仅把药物含在嘴里,因为舌表面的舌苔和角质层很难吸收药物,而舌下黏膜中丰富的静脉丛有利于药物的迅速吸收。舌下含服常见的药物有:硝酸甘油、硝酸异山梨酯(消心痛)、复方丹参滴丸和速效救心丸、异丙肾上腺素(喘息定)等。

(6) 用药"三天打渔,两天晒网":有的患者用药,想起来就服几片,一忙起来就忘到脑后。这样时断时续、用用停停,会有什么害处呢?

要使药物效果达到最佳状态,必须维持药物在体内的有效浓度,这就需要定时服药。所谓每日 3 次,是指每隔 8 小时用药 1 次;每日 2 次,是指每隔 12 小时用药 1 次。断断续续地服药不能保证体内药物的有效浓度,必定影响治疗效果,更严重的是有的药会产生耐受性,使得致病微生物产生抗药性。

有些疾病经过治疗后病情得到了控制或缓解,但仍需较长时间的巩固治疗。例如肺结核一般需 1 年的治疗时间,糖尿病、高血压以及癫痫患者则可能需常年服药。如突然停药,一方面可使原有病情恶化,另一方面可引起药物"反跳"现象,甚至危及生命。如突然停用降压药可乐定可致血压升高、脑出血等;类风湿关节炎患者骤停激素类药物,可出现全身无力、血压下降、皮质功能不足等症状,使病情迅速恶化。

因此,用药时断时续害处很多,服药还是定时定量为好。

(7) 擅自改变用药途径:有些人认为注射剂的质量标准高,故可以用作口服(如庆大霉素)、外用(如氯霉素)或滴眼(如盐酸去氧肾上腺素注射液)。殊不知,针剂口服首先是很不经济的,因为针剂的价格均明显高于同种片剂和外用剂;其二,它们的吸收途径各不相同,故将针剂口服或外用往往徒劳;其三,还不能排除针剂附加剂对胃肠道的刺激。眼睛是人体娇嫩的器官,眼用制剂有很高的质量标准,有些标准如 pH 值(酸碱度)、渗透压等甚至高于注射剂。因此使用注射剂滴眼也是不可取的。

由于临床上阴道泡腾片的品种有限,有些人便将口服片剂如复方新诺明、甲硝唑(灭滴灵)、制霉菌素等用于阴道给药。因口服片剂不含发泡剂,故在阴道内很难崩解释放,疗效甚微。有人将甲硝唑泡腾片和口服片进行比较,结果前者体外灭滴虫效果远远高于后者。

(8) 药片已变色还服用:有很多药品(药片)如果放时间久了,

就会出现颜色的变化。有的由白色变成黄色或黄褐色,还有的变成淡棕色。其实,这些现象均说明药片已发生了某种化学变化。这些变化可由空气中的氧气,日光的照射及其他原因引起。在阳光下,药片如果放置时间过长或保管不当均能与空气中的氧及其他物质发生化学反应,使药物变色变质从而失去疗效,甚至出现副作用。

(9) 随便停药:一些患慢性疾病的患者需要长期甚至终身服药,如果在未征得医生同意的情况下突然停药往往会引起"反跳"现象。这是因为长期或反复使用某药方后,机体的正常功能会在一定程度上有所改变,适应了在该药物存在下的神经、内分泌、代谢等方面发生的相应变化。擅自突然停药,原来的平衡被打破,从而出现生理功能紊乱,使已被控制的疾病复发甚至加剧。不能突然停用的药物,如抗癫痫药、镇静催眠药、抗精神病药、抗震颤麻痹药、肾上腺皮质激素药等。

6. 合理停药

一般来说合理停药应注意以下 4 个方面:

(1) 及时停药看疗程:药物都有一定的不良反应,如果不是疾病本身的需要,当达到预期疗效后,就应及时停药。所谓"及时",主要取决于疾病的疗程。一般而言,急性疾病疗程较短,而慢性疾病疗程较长,用药时间也相对长一些。任何疾病在进行药物治疗时均应有足够的疗程,这样才能完全消除或抑制病原微生物或致病因子,帮助和促进脏器功能的恢复,直至痊愈。如果过早停药可导致病原微生物的复活与繁殖,而如果过晚停药则会出现不良反应和耐药性。

(2) 长期服药须坚持:对于一些疾病,如高血压、糖尿病、心律失常以及精神病等,目前尚无特效药,用药只能治标而不能治本,即使用药后能减轻症状,可一旦停药等,症状又会恢复。这类患者大多需要长期服药,甚至终生服药。即使病情好转,也不应自作主张,随意停服,否则,症状不仅会反弹,而且会比服药前加重。

(3) 适时停药不滥用:一些疾病,如流行性感冒、病毒性肝炎、扁桃体炎等,使用药物治疗可减轻症状,增强患者机体的抵抗力,消灭体内的病毒。但如果长期滥用不仅是一种浪费,还会给肝脏增加负担,甚至产生许多不良反应。而一些对症治疗的药物,如疼痛或发热时使用的解热镇痛药、失眠时使用的镇静药等,一般均在症状发作时使用,症状消失后即可停用。

(4) 维持治疗不要断:有些疾病病情复杂,治愈后容易复发,如胃及十二指肠溃疡、癫痫、结核病、类风湿关节炎和某些慢性病等。这类疾病在治愈后为了巩固疗效,防止复发,一般均要维持一段时间的治疗。以胃及十二指肠溃疡病为例,如溃疡愈合后立即停药,一年内的复发率可高达80%,故溃疡病治愈后,应该再作2~4个月甚至1年的维持治疗,方可停药。特别是抗癫痫药物、肾上腺皮质激素类药物,在疾病的症状得到控制后,不仅需要继续使用一段时间作维持治疗,而且还要用逐渐递减药量的方法来停药,否则会加重病情。因为这些药物在长期的使用过程中,已经参与了机体的新陈代谢,如果突然停药,机体很难在短时间内调整过来。

7. 正确使用外用药

常用的外用药有霜剂、软膏、凝胶剂、洗剂、栓剂、膏药剂、膜剂等。

(1) 霜剂、软膏:这些剂型的使用方法是将患处洗净,按需要治疗的患处大小,挤出适量药膏于患处,用手指轻轻涂抹。对于局部有鳞屑或皮肤变厚的患者,可以适当消除后涂抹,可能效果更好。必要时某些部位可以用绷带或塑料膜包裹。

(2)洗剂:如果医生同时开有溶液、洗剂等液体剂型时,应先涂抹液体剂型,等液体晾干后再涂抹膏体,有利于延长药效。

(3)凝胶剂:凝胶涂抹后,能产生一层膜,应等晾干后再活动。

(4)栓剂:栓剂系指药物与适宜基质制成的,有一定形状可供人体腔道给药的固体制剂。它属于局部给药剂型,在体温下不能立即溶化或溶解释放药物,既能产生局部作用,又能发挥全身作用。常见为阴道栓和肛门栓,也有尿道栓、鼻栓等。

1)阴道栓使用后主要在局部起止痒、抗菌、杀虫等作用。阴道栓剂的正确使用方法是将手洗净,并洗净外阴部,撕开栓剂的包装,用拇指和食指拈出一枚栓剂,平卧或采取适当体位,弯曲双膝,分开双腿,将栓剂尖端向内用中指将栓剂缓慢推入阴道深处,合适的深度为站立时腹部无异物感。

2)肛门栓多用于局部止痛、消炎、通便作用,如痔疮宁栓具有镇痛消炎作用;甘油栓用于清泻、通便。肛门栓的使用方法是将手洗净,并洗净肛门,撕开栓剂的包装,用拇指和食指拈出一枚栓剂,侧卧或采取适当体位,弯曲双膝,将栓剂尖端向内用中指将栓剂缓慢推入直肠深处,合适的深度为站立时直肠内无异物感。

有些肛门栓通过直肠给药后,药物通过吸收进入血液循环起到全身作用。与口服药相比,栓剂中的药物不受胃肠内环境的影响,适用于不能或不愿吞服药物的患者与儿童,且可避免肝脏对药物的清除作用。如吲哚美辛栓、布洛芬栓用于治疗发热、疼痛。使用产生全身作用的栓剂时应该注意,塞入距肛门口2厘米处为宜,此距离可避免药物首过效应。当塞入较深(6厘米处)时,药物仍受首过效应的影响。

为了使药物在体内能保留足够的时间,在使用栓剂前应尽量将便、尿排干净。

(5)膏药剂:膏药系指药物加入适宜基质制成的贴敷在皮肤上的外用制剂。膏药种类很多,在常温下为半固体,加热软化可贴敷在皮肤上。常用的有黑膏药,如追风膏药、拔毒膏药等;还有橡皮硬膏,如伤湿止痛膏、消炎镇痛膏等。具有携带方便,黏性大,不污染衣服等优点。

贴用黑膏药时应先用热毛巾或生姜片擦净局部,然后微火将膏药加热贴敷患处,一贴膏药可连续用3~10天后再揭下。需注意的是局部红肿时不宜贴;贴后出现皮肤过敏,如痛痒或红肿时,可将膏药揭开,两三天后再贴,如反应严重应停用;孕妇忌贴脐、腰、腹部;必要时用绷带、胶布将膏药包裹固定,防止移动和污染衣物。

局部已破溃或未破溃,疼痛不止者,可贴拔毒膏,用法同黑膏药。不过,贴敷时间较短,一般为2~5天后揭下观察。

贴用橡皮膏时应先将患处擦洗干净,撕去药膏上的纱布或衬膜,裁剪成合适的面积和形状,贴于患处,药效可持续1~2天。如气候冷,贴不紧,可把膏药贴上后热敷一下。未用完的橡皮膏应装入原包装袋内,放凉爽干燥处保存。

(6)膜剂:膜剂系指药物溶解或分散于膜材料中制成的膜状制剂。可供口服、口含、舌下给药,也可用于阴道内,外用可作皮肤和黏膜创伤、烧伤和炎症表面的覆盖。最常见的是口腔溃疡膜。

膜剂的使用方法是将手和准备贴膜的部位洗净,取出膜剂,视患处大小将膜剂裁剪成合适的面积和形状,贴于患处,必要时用胶布将四角固定,如果对胶布过敏也可用绷带或弹力绷带固定。贴用口腔溃疡膜时,还应注意有些膜遇水后的卷曲方向,内曲贴向创面有利于贴牢。

另外,有种贴膜剂贴敷于皮肤,使药物经皮肤吸收进入血液循环,实现治疗和预防疾病的一类制剂,或称为经皮吸收制剂。如硝酸甘油贴片、东莨菪碱贴膜等。

使用方法是将手和准备贴膜的部位洗净,撕开包装,取出贴膜剂,将贴膜剂背面的保护层揭掉,把药膜贴在适当部位,用手轻轻按牢。发挥全身作用的贴膜剂不一定要贴在患病的部位,如硝酸甘油膜不应贴在前胸,而应该贴在四肢的内侧,该部位皮肤薄,吸收好而又不易脱落;另外,贴膜剂都有准确的剂量表示,不要随意裁剪,否则剂量不准确。

8. 正确使用眼药

眼用制剂是直接用于眼部的外用制剂。常见的有滴眼液(眼药水)和眼膏及洗眼液。

使用眼药水前必须先将双手清洗干净,平卧或向后仰,一只手撑开上下眼皮,眼向外看,从内眼角滴入 1~2 滴眼药水,每次滴入眼内的药水量不宜过多,然后闭上眼睛 1~2 分钟,眼珠转动一两圈,使药物分散。滴管(头)不要碰到睫毛或其他物品,以免污染药液。因病情需要同时使用几种滴眼液时,应分开滴入,两种药间隔时间15 分钟以上。

如利福平滴眼液、白内停滴眼液等。有些眼药与溶液是分开包装的,需要使用时才把药放入溶液中溶解。故使用前一定要认真阅读说明书,按操作方法做,一定要加药溶解后再滴眼,空白溶液无任何药效。眼药水、眼药膏打开包装后,要在一定时间内用完,时间长了药物效价会降低或失效。如利福平滴眼液加入药物后在室温下贮存只可用两周,白内停滴眼液溶入药物后应在 1 个月内用完。

使用眼药膏前必须先将双手清洗干净,平卧或向后仰,一只手撑开上下眼皮,眼睛向外看,用消过毒的点眼棒蘸取适量的眼膏,涂在内眼角(也可将适量的眼膏直接挤在内眼角),闭上眼睛 1~2 分钟,眼珠转动几圈,使药膏分散。由于眼膏较黏稠,影响视觉,并且药物释放慢,持效长,一般多为临睡前使用。

9. 正确使用滴鼻剂

滴鼻剂系指将药物加入适宜于鼻腔的溶媒中所制成的供滴入鼻腔内的液体制剂。滴鼻剂的使用方法是:

头后仰伸位法:患者仰卧,头伸出床缘,向后仰,使鼻孔朝天,将药液滴入两侧鼻,使药液充分和鼻黏膜接触,然后保持此体位 2~3 分钟,成人每侧 3~5 滴,儿童每侧 1~2 滴,每日滴 3~4 次。

头仰侧向位法:患者靠在椅背上,头部仰起并转向一侧肩部,将滴鼻液滴入,然后转向另一侧,再滴药,此法适用于没有卧床条件时。当患者头侧向一侧肩部时,作为鼻腔的主要结构——鼻甲组织及鼻窦开口,均位于鼻腔的外侧壁,处在最低位置,滴入药液后"水往低处流",药液能充分与鼻甲及鼻窦开口处黏膜接触,促使鼻道通畅,窦口开大,有利于通气和副鼻道通畅,以取得较佳治疗效果。注意,每滴一侧要保持原位 2~3 分钟。

10. 正确使用滴耳剂

滴耳剂系指将药物加入适宜于耳腔的溶媒中所制成的供滴入耳腔内的外用液体制剂。滴耳剂的使用方法是向耳内滴药前,先用棉签轻轻擦净外耳道内的分泌物,以防药液被分泌物阻挡或冲淡而达不到治疗的目的。滴药时,患者头部倒向一侧,患侧耳在上,因外耳道有一定的弯曲度,所以成年人要向后上方、儿童向后下方牵拉耳朵,把耳道拉直,方可滴药。可用一只手牵拉耳朵,另一只手持药瓶,把药液滴在耳腔内,使药液沿耳道壁慢慢流入耳底。滴完药后,再用消毒棉花轻轻堵住耳道口。滴药时,瓶口不要接触耳部,以免污染药液。滴入耳内的药量不宜过多,一般每次 3~4 滴,每日 3 次。

11. 正确使用气雾剂

气雾剂系指药物经特殊的给药装置将药物喷出,吸入呼吸道深部发挥全身作用和在皮肤等体表发挥局部作用的制剂。以吸入气雾剂较为常见,如沙丁氨醇气雾剂、异丙肾上腺素气雾剂等。近年来,也有外用气雾剂,可用于跌倒损伤、淤血肿痛等。

（1）吸入气雾剂:取下保护盖,将药瓶上下摇动几次,尽量吸气后将喷药口对准口腔,在慢慢吸气的同时按压气雾剂阀门,然后闭上嘴,屏住呼吸 10 秒钟以上,使药物被充分吸入,并附着在支气管和肺泡上,以便更好地发挥作用。

（2）鼻用气雾剂:取下保护盖,尽量吐尽气,将药瓶摇动几下、对准鼻孔喷一下,随着喷药缓缓吸气。

（3）口腔喷雾剂:打开保护盖,将药瓶上下摇动几下,按压阀门至喷出均匀的喷雾,然后对准口腔按压一下或数下。如果按压数次,每次应间隔 30 秒,喷药时尽量屏住呼吸。

（4）止痛气雾剂:如云南白药气雾剂。外用喷于伤患处,有活血散瘀、消肿止痛作用,一日 3~5 次,孕妇禁用。

12. 伤口换药的频率

伤口换药频率要视具体情况而定,一般伤口每隔 1~4 天换一次药即可,切不可换药过勤。经验丰富的外科医生指出,肉眼可见的伤口上有一层粉红色的小突起为肉芽组织,其创面的愈合速度决定于肉芽组织的生长状况。新鲜肉芽的组织坚实而富有弹性,触碰易出血。换药时不可避免的擦洗与药水涂抹都会损伤"幼芽",影响其生长。如果换药次数过多,更会使瘢痕组织增生过多,从而不利于伤口创面愈合。

13. 用药后常见的不良反应

在应用药物治疗疾病时,常会出现一些对身体不利的反应,所以应正确地了解药物的性能,才能做到合理用药,避免或减少不良反应的发生,常见的不良反应有:

(1) 副反应:一种药物往往有几方面的作用,若按常用剂量应用时,所出现的与治疗目的无关的其他反应就称为副反应。因此有的副反应可加以利用,起一药两治的功效;有的则可使身体产生不适或使原已存在的其他疾病加重。副反应轻的可以耐受,重的就应停用,或换用其他药或加用其他抵消副反应的药。

(2) 毒性反应:是指药物引起的器官功能紊乱或组织病理改变,是一种比较严重的不良反应。除个别因为体质过敏外,大多是因药物剂量过大或用药时间过久所产生。如氯霉素可抑制骨髓使血细胞减少,磺胺药、卡那霉素对肾脏有毒性可引起蛋白尿、血尿及肾功能减退等。所以用药时要准确掌握剂量和疗程,出现毒性反应应及时停药或改用其他药物。肝脏和肾脏是药物代谢和排泄的重要器官,所以肝和肾原已有疾病时药物容易在体内蓄积产生毒性,用药时应特别注意。

(3) 过敏反应:过敏反应常发生于少数对某些药物特别敏感的特异体质患者。一般人即使用药到中毒剂量也不会发生过敏反应,而特异体质的患者虽然用药剂量很小也会发生过敏反应。过敏反应可以发生于用药的当时,也可在用药几天以后发生,其表现有皮疹、发热、哮喘、抑制造血等。血清制品和青霉素等药物最易引起过敏,常出现休克,甚至危及生命。为了预防过敏反应的发生,首先不能自己任意用药,其次过去对哪些药有过敏的,在看病时要告诉医生。对一些容易发生过敏反应的药物,在用药前要做皮肤试验,用药后最好观察半小时,以便发生过敏反应时立即采取措施。

(4)二重感染:有些激素、广谱抗生素、抗肿瘤药等长期应用后会使寄生在人体内的菌群也受到抑制,破坏了菌群之间的相互平衡,于是本不致病的细菌或真菌就会乘机繁殖起来,因而引起新的感染。这种情况叫做"二重感染"。因此用药时必须严格掌握适应证及疗程,必要时要增加身体的抵抗力,以防二重感染的发生。

14. 用药后的自我监测

在口服、注射及其他方法使用药物后,应当进行自我监测。一方面了解药物是否有效及疗效高低,另一方面了解药物是否产生毒副反应,以决定是继续用药还是更换药物。

药物的治疗效果一般可以从两方面反映出来。一是自我感觉来判断;二是通过仪器检查或化验的方法来判断。比如,痢疾患者服用复方新诺明等抗菌消炎的药物后,腹痛、腹泻、发热、恶心的症状减轻或消失,大便中的红、白脓液减少或消失,说明药效良好,可继续使用。同时可以通过化验大便,看看脓细胞是否减少,还要看大便中的痢疾杆菌是否也消失了。

口服药因需经胃吸收后才会发挥作用,一般需 0.5~1 小时。注射药物发挥作用快,一般 2~5 分钟即可。治疗心绞痛的硝酸甘油类药物,通过鼻吸入或舌下含服,会立即发挥效果。

另外,对药物疗效的判断还要结合具体病情。比如,感冒发热,服用退热药后体温会很快降下来。而癫痫,常常是服 1~2 个月的药仍不能完全控制症状,但这并能说明药物无效,更不能据此随便停药、换药。

药物的副作用是指在正常剂量下,伴随药物的治疗作用而发生的有害反应。如阿托品可治疗肠痉挛引起的剧烈疼痛,但同时也可引起口干、视力模糊、眼压升高等副作用。毒性反应是指药物引起身体功能和组织结构的病理改变,常由用药剂量过大引起。后遗反应是停药后出现的反应,如长期使用肾上腺皮质激素,一旦停药,由于肾上腺皮质萎缩,数周内难以恢复正常,故而出现功能低下现象。特异质反应是指少数人出现的与药理作用完全无关的反应,主要是由体内缺乏某种酶而引起的,使人出现的与药理作用完全无关的反应。致癌、致畸、致突变作用可使患者及胎儿发生畸形或癌症,这一点要进行长时间的自我监测。成瘾是长期服药而产生的依赖性,一旦停用便发生戒断反应。

要了解自己有无上述药物反应,必须从开始服药至停药后的一段时间内进行细致的自我观察。一旦出现与疾病无关的症状,应及时向主治医生说明,请其进行必要的诊治,以免给身体带来更大的危害。

(三) 吃中药的学问

1. 煎中药有讲究

中药的煎煮有许多值得注意的地方。煎药容器以砂锅、搪瓷器皿最好,忌用铁锅、铝锅煎药,以免发生化学反应。目前国内专家一致认为陶瓷器皿为理想的煎药工具,其优点是化学性质稳定、导热均匀缓和、保温性强。

水对中药材有较强的穿透力,可溶解中药材中生物碱苷类、有机酸、鞣质、蛋白质、糖类和无机盐等有效成分,是煎煮中药最常用的溶媒。

中药煎煮前应充分浸泡,因为中药大多是干品,浸泡可使中药湿润变软,细胞膨胀,使有效成分溶解在水中。但浸泡时间也不宜过长,一般在室温下,冷水浸泡 20~30 分钟即可,否则会酶解或酸败。

有关实验证明,中药煎煮两次能煎出药物所含成分的 80%~90%,因此,一般中药都以煎两次为好。煎药时水的用量直接关系到汤剂的质量。传统的经验头煎加水超过药面 3~5 厘米,二煎加水超过药面 1~2 厘米。煎中药要用凉水,不可用开水代替。煎煮时间因药而宜,一般来说头煎从沸腾开始计算时间 20~25 分钟,二煎则为 15~20 分钟。一般药煎好后,药液应保持在 200~300 毫升为宜。如有矿物贝壳类等质地坚硬的药物,必须打碎先煎 30 分钟。

煎煮中药的特殊方法有:先煎、分煎、包煎、后下、同煎、空煮、浸渍、烊化等。

(1)先煎:一般指矿物贝壳类质硬或有效成分难以煎出的药物,有毒物也需先煎,如乌头、附子。或是根据药物本身的需要及病症情况,对方剂中的部分药物先煎,如葛根汤中的麻黄、葛根。

(2)分煎:为避免药物同煎降低疗效或减少同煮引起的副作用,有时方剂采用分别煎煮再合起来服用或再煎煮的方法,如百合知母汤。

(3)包煎:某些具有毛茸或体积微小或黏液量较多或煎后易成糊状的中药,采用包起来煎煮的方法,如旋覆花、车前子、葶苈

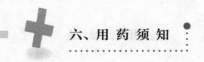
子等。

（4）后下：含挥发油或有效成分久煎失效的药物，如薄荷、木香、大黄、番泻叶等，一般是在快煎好时再加入共煎4~5分钟，如煎甘草麻黄汤要后下甘草。

（5）与酒、醋、蜜同煎：如甘遂半夏汤，将药汁与蜜同煎，以缓甘遂之毒性。

（6）空煎（煎汤代水）：将某些药物或辅料先煎去渣，再以此药液煎煮其他药或送服其他药。

（7）浸渍：大黄泻心汤、附子泻心汤均以开水浸渍片刻，是取其气之轻扬宣散，以清上部无形之邪热而消痞。

（8）烊化：一些凝固胶剂如阿胶、鹿角胶等，其主要成分为胶性蛋白质、氨基酸、钙质，在与其他药共煎时，容易先溶化黏附他药或煳锅，故入汤剂应烊化兑服。即取规定量的胶类药材加入适量水炖烊，再冲入已煎好的药汁内搅匀同服。

有不少患者在煎服从医院取来的中药时，用水洗药，以除去上面的污垢、尘土等物，其实这是极不科学的，有以下几点害处：

（1）失去辅料的作用。因为有些药材在炮炙时会加蜜、酒、醋、胆汁、鳖血、朱砂等，如果用水洗，必然会失去这部分辅料的作用。

（2）导致药物遇水膨胀，使砂锅煳底而造成药物失效，甚至改变原来的性味。

（3）引起药材中水溶性有效成分的丢失。

（4）造成粉类药物流失。因为中药中有不少粉末类，或在配伍时捣研成末的，如果水洗，必然会使这类药物流失而失效。

煎中药，掌握火候很重要。煎药温度的高低，一般称之为煎药的火候。家庭煎中药一般用直火加热，加热时火力的强弱、时间的长短，与汤剂的质量有密切的关系。火力过强，水分蒸发得快，使药材的煎煮时间不能保证,药中所含的成分不易被煎出,而且容易把药煎干煎煳;火力过弱则温度不足,不容易达到将药材中的有效成分煎出的目的。为了保证汤剂的煎煮质量,一般采取先用武火煎后用文火煎的办法。

一般可根据药物性质来选用以下不同的火候。

武火:武火是指旺火,具有温度上升快,水分蒸发也快的特点,武火适用于以下性质药物的煎煮:

(1)散寒解表药、清热芳香类药宜选用武火煎煮,以免挥发性有效成分因煎煮时间过久而丢失。

(2)矿物类、质地坚硬的药物宜选用武火,以充分煎出药物中的有效成分。

(3)大多数饮片煎煮时,在沸前用武火,沸后改用文火。

文火:文火是指小火、弱火,具有温度上升得慢,水分蒸发得也慢的特点。文火适用于以下情况:

(1)滋补类药物应选用文火慢煎,使所煎的药物保持微沸状态,以便使药中的有效成分被充分地煎出。

(2)用武火煎沸后多采用文火煎药,汤剂的第二煎也多用文火。

先武后文:所谓煎药的先武后文,是指所煎药物在未沸之前用武火急煎,煮沸后改为文火慢煎。绝大多数汤剂都是采用这种火候煎煮。因为先用武火加热,能增加药物的溶解度,促使有效成分的溶出,此时药物溶出主要与温度相关。待煮沸后,温度恒定时,药物成分的溶出主要与水量和煎煮时间呈正比例关系,所以这时就用文火煎煮。

2. 正确服用中药汤剂

(1)服药时间:一般情况下是进食前 2 小时服用,每日分两次服用。还可根据病情择时服药。肺病多宜饭后服药,肾病、下肢疾病多宜饭前服药。肝病患者则以中午、晚上睡前服用为宜。

（2）服用方法

1）热服:即趁热服用,用于寒症流感。

2）温服:即药液不热不冷服用,一般服药采用此法。

3）冷服:药液放冷后服用,适用于热症。

4）顿服:即多量一次服完,适用于病情危重者。

5）频服:即多次服用,适用于婴幼儿或服药不受者。

6）冲服:即用药液将不易溶于水或不宜煎煮的药末冲服。

7）含服:即将丸、锭、丹药含在口中,让其慢慢发挥药效。

（3）注意事项

1）服用中药应注意忌口,以保证药物更好地发挥作用,避免不良反应。一般来说均忌生冷、油腻食物。服用解表发汗、清热凉血、解毒消肿、安神、清咽、明目、降压、平肝、利湿、止血、润肺的药物时,忌酒、姜、椒等辛温刺激之物。用于疮疡时,忌鱼、虾等发散之物。服用温经、补阳、涩精止泻、祛风湿、止寒痛等药物时,忌食梨、柿、螃蟹等寒凉之品。

2）在喝中药汤时,有的人习惯向药汤中加糖以冲淡苦涩味,却不知这样一来就降低了药物的疗效。中药汤加糖有以下弊端:首先,有些汤药的苦味能够刺激消化腺体分泌消化液,这对于充分发挥药效是极有好处的。如果嫌药味苦而加糖,就会影响药效的发挥。其次,苦味药多用于祛热,盲目加糖后,有效成分会发生降解反应,从而减弱药性。第三,糖中的铁、钙等离子与汤剂中的某些有效成分会发生化学反应,出现沉淀、混浊等现象,降低药物的疗效。而且因汤剂是多味药组成的,化学成分复杂,极容易因加糖而使药物失效。所以,服用中药应避免加糖。

3）有的患者喜欢把汤药留到第二天用，这是极不可取的。因为中药中的淀粉、维生素、蛋白质、挥发油及各种酶、微量元素等成分，在煎煮时大部分留在药汁中，如果存放过久，不但药效会降低，而且会因为空气、湿度、时间和细菌污染等因素的影响，而使药汁发馊变质，服用后，对病情无益，甚至还会有损健康。

但是如果采取真空包装，并存放在冰箱中，则另当别论，还可免除每天煎煮中药的麻烦。许多医院开展代煎业务，确实方便了患者，尤其受到上班族的欢迎。这样的煎服方法虽然与传统的煎服方法有一定差异，但治疗上比纯粹应用中成药的针对性要好得多，值得推广。

4）中药方剂是由多种中药配伍组成的，每种中药都具有苦、辛、酸、麻、咸、涩等不同味道，所煎出的煎剂将这些味道汇集到一起就会形成难以下咽的气味。特别是一些味觉神经敏感的患者，很容易出现恶心、呕吐等现象。对此，可采取以下方法。方法一，遇到这种情况，应叫患者暂时将药液放下，待药液凉了以后再喝就会好些；喝药时要屏住呼吸，一口气将药液喝完，不要停顿，以免勾起药味而诱发呕吐。饮完药液后立即用凉开水漱口，也可嚼块口香糖以去除药味。方法二，对于服中药经常发生呕吐的人，可在饮中药前先喝少量鲜姜煎成的水，再温服中药，以防止呕吐。

3. 正确服用中成药

服用中成药也要讲究方法，如用法不当，不但会影响疗效，而且还会对身体造成危害，具体应注意以下几点：

（1）严格按量服用：中成药治疗，药量有一定的灵活性，有时不易准确掌握，在服用时，一定要看清药品标签或说明书。有些中成药小粒丸剂的说明书只写每次服多少克，没有标明多少粒为1克，遇到这种情况,应向药剂师问明换算方法或每次服用的粒数。另外,中药不是绝对无毒的,有些烈性药物多服会伤身体的。因此,对中成药的服用量必须认真对待,特别是对药物的禁忌证丝毫不得马虎。小儿或年老体弱者,凡服药性猛烈的成药,必须减量慎用。

(2)掌握服药时间:中药服用的时间,按古医书规定,"病在胸隔以上者,先食而后服药,病在心腹以下者,先服药而后食"。对没规定特殊服药时间的,通常宜选在饭前或空腹时服,有利于药物的吸收和药效的发挥。对于慢性病需长期服药者,宜养成定时服药的习惯,对特殊病症,无须强调空腹或定时服,可随时服药,安神药则应在睡前服用为宜。

(3)注意服药方法:中成药的服用方法也有讲究,大粒丸剂,应禁止一口将其吞下,因为这有可能造成药丸卡在喉咙里上下不得。正确的服法是:应用清洁的小刀将药丸切成小粒,分几次用温开送服;对于质地较软的大粒丸剂,可用清洗过的手直接将其分成小丸服下,如果为了加快药物的吸收,也可采取少许温水将药丸捣碎调成糊状用温开水送服。

(4)当心服用中成药后的毒性反应和过敏反应。

4. 吃中药怎么忌口

中医治病讲"忌口",所谓忌口有两个意义:一是所吃食物与中药性味相矛盾;二是所吃食物对疾病有不良反应。

感冒初期,正在服用解表散寒的中药,应当禁食生冷及油腻食物。肠炎腹泻,也要忌食生冷及油腻,饮食应清淡。此外,还有一种忌口,叫忌"发物",即能引起疮毒、风疹、咳嗽、哮喘等病症发作或加重的食物,多为水产品,如带鱼、黄鱼、鲤鱼、鲫鱼、蟹、虾等;肉类中的牛、羊肉、狗肉、鸡肉、驴肉、马肉等;蔬菜中的韭菜、香菇、香菜等。这些食物多数甘温性质,具有香燥的性味,吃后容易上火。

还有一种忌口是食物与药物、食物与食物之间的禁忌,如鳖甲忌苋菜;荆芥忌鱼蟹;天冬忌鲤鱼;白术忌桃、李子、大蒜、土茯苓、威灵仙忌蜂蜜;服滋补剂后禁服莱菔子及大寒大凉食物;鳝鱼忌狗肉;鲫鱼忌鹿肉;芥菜、鲤鱼忌猪肝等。

最后一种忌口是根据每个人的体质而定的,如平素脾肾虚的应忌食生冷黏滑性的食物;脾胃虚的忌辛辣香燥食物;有热症的忌油煎、炒煨食物;肺病忌食辛辣;水肿忌吃咸食;黄疸忌食油腻等。

中成药同样存在毒性反应和过敏反应。随着中成药的广泛应用,不良反应会越来越多,服后一定要有所警惕。凡服药后出现皮疹、瘙痒,发热等过敏反应,应立即停药,严重者应去医院诊治。对某些中成药有过敏史者,应牢记不可再用该药。

5. 中西药可以同时服用吗

有许多西药最初是从天然药用植物中提取的有效成分制成,二者效用是一致的。因此,一般情况下中西药可同时服用。但有些中药与西药是不能同时服用的,以免降低疗效,甚至出现中毒或其他不良反应。

(1)降低疗效:如保和丸、六味地黄丸和复方氢氧化铝、氨茶碱等合用,会影响酸碱平衡而失去作用;麦芽、神曲等与抗生素类合用,会使酶的活性降低而丧失药效。含有鞣质的中成药感冒片、七厘散等与乳酶生、富马酸亚铁等同服,鞣质会使这些西药产生沉淀失去作用。

(2)增加毒性:如含有碱性成分的行军散、痧气散等与链霉素、庆大霉素等合用,可对听觉神经的毒性大大增强;地高辛与含蟾酥的中成药如喉症丸等合用,可导致心律失常及洋地黄中毒;朱砂安神丸与硫酸亚铁合用,易导致汞中毒等。

(3) 增加不良反应:阿司匹林与鹿茸、甘草同时服用会大大增加对胃黏膜的刺激。如果你既服中药又服西药,必要时还是咨询一下医生为好。

(四) 特殊人群用药须知

儿童、妇女、老人的生理状态与常人有所不同,药物的作用和反应也会发生与常人不同的变化,因而他们用药也要有特殊的调整。

1. 给幼儿喂药

对于 3 岁以上的孩子,要尽量说服他们吃药,而对那些年龄小的孩子需要家长喂药时的方法是,先把孩子抱起来并让头部直立,而后用汤匙或干净而光滑的木条压住下颌部,迅速灌下药物,待药物完全吃下后再取出喂药的汤匙或木条,千万不能捏鼻子或用异物探咽部的方法给孩子吃药,以免发生危险。

有时孩子服不下整片药,或者每次吃的剂量不足整片药时,除糖衣片和肠溶片外,一般可先将药片研碎后再用水送服。吃糖衣片和肠溶片时,注意不可研碎服,以免影响疗效或发生不良反应。

为了转移孩子对药物厌恶的注意力,家长在给孩子吃药前做准备事宜时,应尽量避开孩子的视线,对大点的孩子应尽量说服使其自己服药,不可用恐吓、打骂的方法硬逼着吃药,否则即使吃下的药也容易又吐出来。对于哭闹或不愿吃药的孩子,在喂药时要特别注意,在其大声哭叫或正在吸气时。不能喂药,防止呛咳。

在一般情况下,宜在孩子空腹或半空腹时吃药,免得孩子将服下的药呕吐出来。对于需要在饭后服的药,也应在饭后半小时至1小时再吃。

　　药吃下后,还应让孩子喝足水,以免药物停留在食管部位,产生刺激性。千万不可叫孩子干吞药片。在给孩子吃汤药时,宜将汤药煎成浓汁并按量服下。吃冲剂或散类药物时,所加入的水量要适中,不宜过多,以免增加吃药的容量。在喂药前要先看药名和剂量,如果是水剂要摇匀后再喂。

　　2. 药物对孕妇的影响

　　(1) 流产或早产。在怀孕期间不能应用具有收缩子宫平滑肌的药物,如麦角新碱、脑垂体素、催产素、奎宁等;剧烈的泻药如硫酸镁、番泻叶等也不应使用。因为这类泻药也可引起子宫和盆腔充血,以致子宫收缩。有些毒性大、药性猛的中药,如巴豆、黑丑、白丑、大戟、斑蝥、商陆、麝香、三棱、莪术、水蛭、虻虫等;具有活血化淤、行气破滞和辛热滑利作用的中药如大黄、枳实、附子、桃仁、红花等,都应忌用。因为上述中西药品常可引起流产或早产。

　　(2) 胎儿畸形。因为孕妇用药后,药物可从血液中通过胎盘影响胎儿。由于胎儿器官发育未全,对药物分解、解毒能力很差,排泄缓慢,再加上发育中的胎儿敏感性强,尤其是妊娠头3个月胎儿最容易受影响。

　　(3) 对孕妇本身的损害。怀孕后孕妇体内的酶系统有一定的改变,因此对某些药物的代谢过程有一定的影响,所以有些药物可损害孕妇的健康。如在妊娠晚期应用四环素类药,可导致严重的肝损害,严重者还可造成死亡。

　　(4) 胎儿的不良反应。药物除对胎儿有致畸作用外,还可造成不良反应。如孕妇连续应用链霉素、卡那霉素,可造成胎儿不良反应。如孕妇连续应用链霉素、卡那霉素,可造成胎儿听神经损害而发生耳聋。

虽说许多药物对孕妇和胎儿有不良影响,但也不能说怀孕期间生病什么药都不能用,这样就会形成养病如养虎,对母子的安全危害更大。因此怀孕期间孕妇生病后,应及时找医生诊治,以便选择毒性小、作用明显的药物进行治疗。如因疾病的治疗需要,必须应用以上药品时,应在医生指导下选择恰当的用药时机和给药方法,必要时可终止妊娠。另外,怀孕后应格外注意饮食起居,劳逸结合,争取少生病,不吃药。

3. 哺乳妇女用药的注意事项

几乎所有存在于母亲血液中的药物都可进入母乳中。药物从母亲血液进入乳汁须通过血—乳屏障。在乳母使用药物的情况下,能否继续哺乳是人们所关心的问题,但常常是众说纷纭,令人无所适从。一般情况下,母乳中的药物含量很少超过母体用药剂量的 1%~2%,其中部分被婴儿吸收,故通常对婴儿不会造成明显危险,除少数药物外可不必停止哺乳。然而为了尽可能减少或消除药物对婴儿可能造成不良的潜在危险,应注意以下一些事项:

(1) 就诊时,必须向医生说明,自己是哺乳的母亲。

(2) 乳母用药时间可选在哺乳刚结束后,并尽可能将下次哺乳时间相隔 4 小时或 4 小时以上。为有利于婴儿吸吮母乳时避开药物高峰期,还可以根据药物的半衰期来调整用药与哺乳的最佳间隔时间。

(3) 乳母必须用药,又不能证实该药对新生儿是否安全时,可暂停哺乳。

4. 老人服药,家属须知

老年患者本人以及身边的子女,对老年人口服用药方法与注意事项都需要科学掌握。

(1) 首先对老年人,特别是高龄老人能否自己服药进行评估。评估包括以下内容:

1) 以老人的理解力、记忆力能否说出服药方法;能否区别各类药物;能否坚持服药。

2) 老人的身体条件,如视力、听力、吞咽能力、口腔状态、手足功能等是否有能力自己准备药物,如从药袋或药瓶中取出药物、计算用量、开关瓶盖、辨认刻度等;有吞咽困难情况;有无义齿引起的障碍。

3) 老人饮食是否有规律,进食时间、饮食种类、饮食习惯与服药方法及药物疗效是否协调一致。

4) 老人对药物的心理反应状态:是否期待药效;是否依赖药物作用;是否对药物持反感情绪或恐惧心理。

5) 老人的经济状况:是否由于经济上不宽裕而自行节省用药或减量服用。

(2) 协助可以自己服药的老人:针对老人用药的不同特点,家属或子女向应协助做好以下工作:

1) 要把各种药物的名称、药效、用量、服用时间向老人做详尽的讲解,并用老人看清楚的大字做好标识。每次用药后,家人应检查药物是否确已服用。

2) 可使用闹钟或其他方法加强老人的时间观念,并将药物放在固定的、老人容易看到的地方,提醒其准时用药,以防止间歇性服用或漏服。

3）服用药物以前,家人应检查药物是否过期、变质。服药过程中如需加服或减量都要经过医生许可,并且要注意配伍禁忌。

4）若每次服用药物种类过多或者老人处理能力较低,家人可将药物从包装袋里取出,配好每次服用的药物量,放置在有明显颜色标识的药袋中:如有红色标识的药袋为早晨服用药物,有白色标识的为午间用药,晚间用药以绿色做标识等。

5）对每次服用药物种类较多的老人要协助其分次吞服,防止发生误咽。服药后要多饮水。注意糖衣片不可碾碎服用。

6）面部肌肉麻痹的老人口内可能会残留药物,服药后应让老人张口确认有无残留。患脑血管病的老人多有四肢瘫痪或手指颤抖及吞咽困难等症状,应由家人喂药,平时可协助老人做肢体的功能锻炼,练习自己从药袋中取药。

7）若老人理解力尚好,家人应将服药后可能出现的作用或副作用,通俗易懂地讲述给老人听,同时在服药期间应关心老人,并经常与其沟通,了解老人是否有不适或异常感觉。如果家庭经济条件允许,应备有体温计、电子血压仪等物品,可以动态地监测老人的生命体征(脉搏、呼吸与血压)。

8）服药期间,家人应根据老人所服药物的药性特点调节饮食。值得注意的是,牛奶忌加钙剂;患高血压、肾脏病、心脏病的老人忌食盐过多;骨折的老人忌食醋;服用异烟肼抗结核病治疗期间,忌食用含组氨酸较多的鱼类;而服用丹参片时,忌食用具有降低药效作用的黄豆、牛奶等食品。尤其重要的是,服药期间的老人必须忌烟及酒、浓茶等刺激性强的饮品。

9）老年人的床头桌上不要放各种药瓶药盒。以防当老人睡意朦胧之际,吃错药或服药过量。服药时应开灯,不要凭借自信或手摸而服用,以免发生错误。

10）老人都有储藏药的习惯,将各种各样的药堆放在药柜中,这样做有弊无益,应该只保留老人正在服用的药物,以及常用的药物,如抗组织胺药或阿司匹林,而将其他已过期的药全部弃之。如果药物过了储存期,其效力不仅减低,甚至对人体有害。

11）老人服药期间,一旦出现异常症状应立即停止用药,保存好残药并及时到医院就诊。

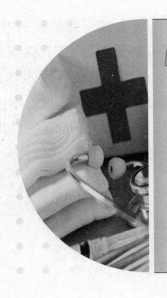

七、常见手术须知

1. 大手术前家属签字的意义

外科手术是治疗许多疾病的重要手段,一些大手术在手术前需要患者家属签字。手术知情同意书上签字是大手术前必须履行的手续,这不是医生借故推卸责任,而是让医患双方对疾病进行再认识,得到相互理解,避免不良后果,而且一旦出现意外情况,也有利于医疗事故鉴定委员会进行公正裁决。

手术的主要目的是救治患者的生命,但从另外一方面来说,它又是一种人为的创伤,使人的机体和精神受到一定的损伤,有时还会发生意外,达不到理想的效果;有的还会发生并发症和给患者生活带来不便。为了取得患者及家属的理解,医生会在术前就患者为何需要手术治疗、怎么手术、手术中可能出现哪些意外,向患者家属说清楚,一旦发生不测,让家属有思想准备,保证手术继续进行,防止术后发生医疗纠纷,有利于医护与家属互相配合协调关系,以取得最佳医疗效果。

2. 患者及家属手术前的准备

手术,不论从生理上还是心理上都给患者不同程度的压力,因此在术前,患者和家属都要做好各种准备。

（1）心理准备:对手术效果的担忧、对疼痛的恐惧心理都会引起患者很大的情绪波动,进而影响血压、脉搏、呼吸以及神经—内分泌等方面的变化,而这些变化将会削弱患者对麻醉、手术的耐受力。一般而言,当前麻醉技术能充分地保障患者的手术顺利进行,而且能主动对患者的重要生理功能进行监测和调控,从而在最大限度上保障了患者的无痛及安全。患者首先要相信医院的医疗能力,增加信心,患者家属也要对患者给予心理上的支持。同时也要理解,麻醉和手术的并发症因人而异,发生率是很低的,但也不是万无一失,需要对医疗的局限性和疾病的复杂性有更全面的认识。

（2）营养准备:手术中的失血、术后的禁食以及消化功能减退,这些都会影响创口愈合,抗感染能力也会降低。因此术前患者要尽力改善营养状况,增加营养,尤其要多摄入一些高蛋白食物,并要积极治疗可能影响手术的一些其他病。

（3）胃肠道、膀胱的准备:正常人胃排空要 4~6 小时,术前情绪波动,胃排空时间更长,因此常规术前应禁食 12 小时,禁饮 4 小时。小儿耐受饥饿能力较差,禁食时间可放宽为 8 小时。乳婴儿可在术前 4 小时喂些糖盐水,但不喂乳汁。禁食时间过长,加上补液不足对手术不利。患儿哭闹使家长不自觉缩短禁食禁饮时间或只禁食不禁饮,对于麻醉和手术也是很危险的。

（4）卫生准备:患者只要条件允许,可以洗澡、理发、更衣。进入手术室不要戴首饰、眼镜、手表等,取下活动的义齿。

（5）情况说明：患者以往有手术史、心脏病、肝病等要告诉医生，可以在手术前深入检查，防止手术时意外。女患者应该讲明下次月经期，手术应该避开经期。患者要配合医务人员做好化验、灌肠或皮肤等准备工作。

（6）适应准备：如术后需要卧床休息，那么术前还要训练床上大小便以防便秘和尿潴留。术前患者要尽量病房里多活动，以适应周围的环境及新的生活规律。吸烟的患者手术前后应戒烟。

（7）进手术室前：进手术室前要排空大小便。

（8）延缓手术：患者有发热、身体任何部位炎症或正在月经期间都要暂缓施行手术。

3. 患者手术后家属怎样护理

患者手术后，家属护理的重点是观察病情、增加患者的舒适感、预防及早期发现并发症。尤其要注意以下方面：

（1）手术时都要上麻醉，全身麻醉后在患者清醒前都要平卧，头偏向一侧，以免呕吐时呕吐物吸入气管。椎管内麻醉后患者应平卧 6~12 小时，以免日后发生头痛。

（2）术后早期麻醉过后，患者会有一定程度的疼痛，要及时告诉医生处理。

（3）患者术后自觉小腹胀痛、排尿困难，应及时请医生处理。

（4）术后患者麻醉反应过后，血压平稳，一般宜采取半卧位休息。这样便于呼吸、循环、引流，方便患者饮食，增加患者舒适感。

（5）定时给患者翻身，预防压疮。

（6）注意患者手术伤口部位敷料是否有血液渗出，伤口是否疼痛、发热等，及时告诉医生。

（7）术后有引流管的患者，如胃管、胆道引流管等，注意保护，以免脱落、受压,引流不畅,并经常注意引流出来的内容物的数量及有何特殊变化。

(8) 鼓励患者术后床上活动,从局部过渡到全身,争取早日下床活动,从病室到走廊,并注意安全。

(9) 一般术后患者出现肠鸣音或肛门排气(放屁),自觉腹胀消失,提示肠蠕动恢复,即可进食流质或半流质饮食,进食后如无不适可逐步加量,过渡到普通饮食。如系局部麻醉的较小手术,也可立即开始普通饮食。

(10) 食管、胃、肠道手术的患者,术后禁食的时间较长,可听从医嘱。

(11) 术后患者的饮食宜清淡,注意补充蛋白质和维生素,避免牛奶、豆类等胀气的食物。

4. 手术瘢痕何时消退

手术伤口的愈合都有一个过程,虽然这个过程是连续进行的,但大致上可以分为三个阶段:

(1) 开始的 3~5 天是愈合的准备阶段,主要变化是血浆的渗出和白细胞的浸润。

(2) 此后的 6~14 天是纤维组织增生期,在此期中伤口中的成纤维细胞大量出现和胶原纤维形成。

(3) 最后在为期约 1 年以上是瘢痕形成期,主要为纤维组织继续增加,而成纤维细胞如毛细血管逐渐减少。所以手术之后的瘢痕一般在 1 年内都可呈现隆起或增生,1 年后才逐渐平坦而不显。有时,用理疗如超声波、音频、激光等治疗可助于瘢痕早日软化。

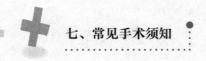

5. 小儿疾病手术治疗的时机选择

小儿正处于生长发育阶段。如果患有需要外科手术的疾病(除急诊手术外),通常医生都要考虑该病孩的手术年龄,过迟会延误病情,影响发育;过早也是不宜的,因为有的疾病长大后会自愈,不用手术。所以,小儿疾病的手术治疗,要选择适当的年龄,下面几点可供参考:

(1) 腹股沟斜疝(小肠气):1 岁前有自愈可能。1 岁后不愈的可进行手术。

(2) 脐疝:2 岁后不自愈的患者,可以手术。

(3) 隐睾症:应该在学龄前 5~6 岁内进行手术,否则将影响发育。

(4) 尿道下裂:宜 3~5 岁手术。

(5) 包皮过长:宜 4~5 岁手术,包茎则不受年龄限制,以趁早手术为宜。

(6) 小阴唇粘连:1 岁以下女婴,就可进行简易分离手术。

(7) 唇裂:10 个月手术为好。

(8) 腭裂:宜 3~5 岁手术。

(9) 舌系带短缩:宜乳儿期手术。

(10) 淋巴管瘤:宜早期手术。

(11) 颈部囊肿,瘘管:宜 1 岁后手术。

(12) 先天性马蹄内翻足:新生儿时,宜手术矫治。乳儿期至 2 岁可石膏固定,2~6 岁可作软组织手术,10 岁以后考虑骨关节手术。

(13) 先天性髋关节脱位:3 岁以后可做手术根治。

(14) 小儿麻痹症后遗症:5 岁以后手术为宜,10 岁以后才考虑骨关节手术。

（15）各类先天性心脏病

1）房间隔缺损：一般在青年期症状开始明显。如儿童时即有明显症状，说明缺损较大。一般手术时间可掌握在 6 岁以后。如有右心室肥大或易感冒者以及早手术为宜。

2）室间隔缺损：如症状明显，易有肺部感染，甚至出现心力衰竭者，在幼儿期亦应手术。否则可在体重 15 千克以后较为合适。

3）动脉导管未闭：因属心外手术，故在 2 岁以后诊断明确即可手术，一般能在学龄前治疗较好。

（16）斜颈：手术一般以 4~5 岁较好。

（17）并指：手术在 3 岁左右进行较好。过早手术，术后手指不易很好固定和进行锻炼，而且植皮容易收缩，影响手术效果。但少数患者中，如发现并联的手指因发育不均，互相牵制，出现侧偏倾向时，可适当提早手术。

（18）多指：简单的多指手术可在 1 岁内进行。复杂的多指如双拇指畸形或分叉拇指畸形、双拇指并联等，则宜推迟到 12 岁后进行手术，以免影响骨骼发育。

（19）斜视：如为外斜，宜在 2 岁左右手术。如为内斜，需先检查视力。如由于远视引起则应配眼镜，如戴眼镜半年后内斜仍未纠正，方可考虑手术。

6. 胃切除手术后患者要注意问题

胃十二指肠溃疡尤其是有出血、穿孔或幽门梗阻等情况下，大多需作胃切除术。胃切除手术后应注意：

（1）手术后一般都放有胃管减压，需保持胃管流出通畅，不受扭曲，并注意引流物的色泽。

（2）一般在第 3 天肛门排气后即可拔除胃管。拔管后可开始少量饮水,第一次试饮温开水或盐水 30~50 毫升,如无不适,以后每 2~3 小时饮葡萄糖液、果汁或盐水 30~50 毫升。第 4 天可饮流质,如果汁、米汤,每天 5~6 次。每次 100~200 毫升,逐渐增加。至第 6 天开始半流质饮食。2 周时可进软饭,以淀粉和蛋白质为主,避免油腻,要坚持少量多餐的原则,每餐食量少些,次数可增加,以易消化吸收的食物为主。要避免两种倾向,一不要怕妨碍胃肠吻合口的愈合而不敢进食,二不要因为长期不能进食,一旦进食后食欲很旺盛就大量进食,因而造成吻合口水肿或裂开。

(3) 有些患者在胃切除手术后出现食后腹部不适,上腹饱胀、心跳、出汗、无力、肠鸣、腹泻等症状,这是因为胃切除后食物停留在胃内的时间过短,高浓度的食物一下子进入小肠而引起的一系列反应。医学上称为"倾倒综合征",一般在食后卧床休息半小时即会好转,时间长后可以适应。

7. 胆道手术后患者要注意问题

胆道手术一般可以分为两种,一种是单纯切除胆囊的手术;另一种是同时打开胆总管取出胆管结石,并作 T 形管引流。手术后应注意:

(1) 经常观察腹壁伤口的烟卷式引流及从胆总管引出的 T 形管中流出液体的颜色,注意有无出血。如烟卷引流有少许带血性液体流出,可能是因为剥离胆囊的创面渗出所致,过 1~2 天就会好转;如出血量较多应及时请医生处理。烟卷引流一般在 2~3 天后基本无渗出时即可拔除。

(2) 腹部手术后肠的蠕动常要减弱,甚至停止。所以经常插胃管抽吸以减轻腹胀。但只作胆囊切除的患者,因手术对肠的扰乱较小,可在手术结束时或数小时后将置管拔除。而在较复杂的手术时,尤其是在做胆管与肠的吻合手术后,胃管应继续放置到肠蠕动恢复时才拔除。胃管拔除后的次日,可饮清淡流质饮食,如米汤、藕粉、果子汁、鸡汤、麦乳精、鸡蛋汤等。第3天再改半流质,如鸡粥、肉糜粥、面包、馒头、馄饨、烂糊面等。5~7天后可吃普通饭。

（3）T形管在回病房后,大多另用橡皮管连接,并接在床旁消毒玻璃瓶中,消毒瓶要每天更换。要经常注意防止橡皮管受压、扭曲,或在翻身时将管子拉脱。每天要观察胆汁的颜色,并记录流出的胆汁量。术后早期,由于手术和麻醉对肝脏的影响,开始胆汁分泌量较少每天约300毫升左右。至患者开始进食后引流量就增多,每天可达500~600毫升。随着胆总管下端括约肌痉挛的解除和炎症消退,部分胆汁就流入十二指肠,故瓶内引流量应逐日减少。

如引流量本已减少,又突然增多,应考虑到是否胆道下端有阻塞的可能。而原来引流正常,胆汁却突然一点也没有了,则表示管子可能已被阻塞,或是管子已从胆总管脱出,要请医生检查处理。

随着胆汁的引流,胆汁中的泥沙样结石逐日减少,以至消失。原来混浊或有云雾样沉淀物的胆汁,逐渐变成澄清的金黄色。再结合全身情况的好转,如体温下降、黄疸消退等,则可在第7天开始,于吃饭前后用夹子关闭T形管2小时(饭前1小时,饭后1小时),逐日延长夹管时间,至第10天可全日夹管。如夹管时肝区无胀痛或不适,说明胆总管已通畅,可以考虑拔除T形管。若夹管时有肝区不适,或胀痛、恶心等症状,应做一次T形管造影,如造影无结石也无狭窄,就可拔管。T形管拔除后,暂时可有少量胆汁自伤口流出,大多于3~5天内自行愈合。

8. 风湿性心脏病手术后患者要注意问题

心脏手术后的短时间内都住在监护室有专人护理,此时患者

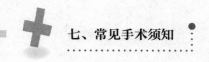

应与医护人员密切配合争取及早康复。在出院后则应当注意：

（1）手术后心脏功能不可能一下子完全恢复正常，它有一个逐渐恢复好转的过程，因而要循序渐进地参加一些活动和锻炼，要量力而行，避免剧烈运动和过劳。

（2）饮食应以高蛋白质、高维生素和低盐清淡为主，以减轻心脏的负担。

（3）如果手术后心功能仍较差，心跳较快，尿量偏少，并有轻度水肿则应继续服用强心利尿药。在服强心药地高辛期间要根据心跳的快慢调整药量，若心跳慢于每分钟60次，或有视觉异常、恶心、呕吐或心跳不规则等情况，应立即停止服用并去医院检查。在服利尿药的同时要服用氯化钾以保持电解质的平衡。

（4）发现有关节酸痛、咽喉部痛及血沉、抗"O"增高等症状时要及时加以治疗，以防风湿热再发和瓣膜疾病再次发生。

（5）瓣膜损害严重而行瓣膜置换术的患者，手术后要坚持服用抗凝血药物，以防血液黏稠度过高而发生血栓。一般置换生物瓣膜者需用3~6个月抗凝治疗。换机械瓣膜者则需终生服用抗凝药物。服药期间最好每隔1~2周测定一次凝血酶原时间，以了解血液凝结情况，以凝血酶原时间在30%左右（3~5秒）为宜。若需同时服用阿司匹林药物或月经过多的女患者在月经期间，要减少抗凝药物的剂量。

9. 全子宫切除手术后患者的注意事项

全子宫切除手术后，患者的注意事项有：

（1）术后卧床休息，但要多翻身，以防肠粘连。术后3天可起床排便。1周后可在室内适当活动。

（2）肛门排气后可以进半流质、清淡、易消化食物，不要吃过甜、油腻、易胀气的食物。待肠胃功能恢复后,给予有营养食物,如鸡、鸭、鱼、肉等,不要单喝汤,还要吃些新鲜菜。

(3) 术后 1~2 周可能有少量阴道流血,不必紧张,卧床休息即可。

(4) 术后要保持大便通畅,半年内避免重体力劳动,尤其是要避免增加腹压的活动(如提重物、下蹲等)。

(5) 术后 1~2 个月到医院检查,以了解伤口愈合情况。保留卵巢者宜每年做一次妇科检查。

(6) 全子宫切除术不影响性生活,一般术后 4~6 个月可以恢复性生活。

10. 白内障手术后患者要注意问题

做白内障手术后,患者要注意以下问题:

(1) 手术后,不宜用手指按摩眼局部。

(2) 术后有轻微刺激症状,如畏光流泪、异物感等属正常反应,它会慢慢缓解或消失。

(3) 白内障术后应让患者尽量多休息,可坐起或缓慢行走,不要俯卧位。

(4) 避免使用刺激性食物,避免低头、咳嗽,并且保持大便通畅。

(5) 术后次日应遵医嘱点眼药水,每天 4~6 次,注意手的清洁,以免引起外源性感染。出院后仍应按时用药。

(6) 三个月内应在咳嗽、剧烈运动时多加小心,以防对患眼产生不良压力,并要防止外伤。

(7) 出院后一个月内每周复查一次,以后可每月复查一次,连续三次。

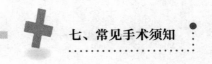

11. 什么是介入治疗术

介入治疗就是在数字减影血管造影机（DSA）、CT 机、超声机等的引导下，通过穿刺针、导管导丝、探头等特种器材及多种药物，针对患者体内的病变进行操作，来达到治疗目的。

介入治疗方兴未艾，有着广泛的适应证，如肿瘤性疾病、血管性病变、心脏病变、神经系统疾病、梗阻性疾病、出血性疾病、骨科疾病等。在介入的基础上，因配套使用的技术不同还有血管支架、黏堵（用黏堵剂）、微波、冷冻、化疗、球囊扩张等方法，因而各有其名。

与传统的手术治疗相比，介入疗法创伤小，安全系数较高，因为直接针对病变治疗，所以疗效更明显。但介入疗法对设备与技术要求较高。

某些疾病使用介入疗法需要争分夺秒，如冠心病、心肌梗死等，这就是所谓要行急诊介入治疗。其虽有起死回生之功效，但不能错过最佳时机，就前述心脏病而言，治疗开始的时间越早效果越好，至少应在发病后 6~12 小时内实施。

12. 手术患者出院后的家庭护理

患者出院时，患者或家属要向医生问清病况及出院后在家需要什么特殊护理、生活中要注意事项、什么时候应该来医院复诊、什么时候可以恢复原来的工作和参加社交活动。不同手术所需康复期的长短也不同。

手术患者出院后，要特别注意：

（1）不要过多卧床不动，尽早下床活动，逐步加强锻炼。不少术后患者在家多睡多吃，而导致肥胖及脂肪肝。

（2）一般情况下不主张忌口，增加营养以食补为主，但不宜过多过饱。多吃高蛋白质、高维生素和易消化的食物，如瘦肉、鱼、虾、鸡蛋、牛奶及豆浆等，多吃蔬菜和水果，不偏食。

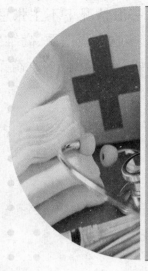

八、住院、出院须知

1. 患者住院的注意事项

住院要经医生签给住院证，到住院处办理登记手续，才能住院。还需根据病情的轻、重、缓、急和医院床位情况进行安排。

住院患者所需带的物品有：住院证、门诊病史卡、住院费用、社会保障卡，还有内衣、内裤、碗、筷、匙、毛巾、牙刷、牙膏、面盆、肥皂、杯子、梳子、草纸（女患者需带好卫生巾）等生活日用品。同时，在病情允许的情况下，需进行一些个人卫生，包括理发、沐浴、修剪脚趾甲及更衣。

对于神志不清、精神异常、语言不清、智力低下、耳聋、自伤自杀等患者及儿童住院时，家庭应向医生代述病史及商谈治疗事宜。自杀患者应由家庭或单位派人看守，防止再发生意外。

患者身上带有较多的钱币或贵重物品、文件，应交家属带回。

患者在入院前必须了解住院须知：

（1）遵守医院制度，听从医务人员指导，密切和医务人员合作。

（2）上午医生查房时不能离开病房。按时休息，外出必须向护士长和主管医生请假，同意后方得离院。

（3）保持医院环境卫生及病区安静。

（4）不得进入医护办公室，翻阅病历卡。

（5）饮食应由医生决定，不得随意更改。

（6）不得进入其他病室，避免交叉感染。

（7）爱护公共财物，节约水电。

（8）患者之间要互相爱护、互相关心、互相尊重。

2. 患者要知道住院检诊的查房制度

当患者由门诊进入病房后，首先由护士负责接待。每个科有护士站（护士办公室），有值班护士，负责为患者安置好床位，并简单询问病情，同时测量体温、脉搏、呼吸和血压，填写病历牌和床头卡，向患者介绍住院规则、病区生活制度和病区环境等有关情况，然后通知分管医生检诊。如为危重患者，接到门诊通知后，值班护士会立即通知医生，做好紧急处置的准备工作，患者一到就立即投入检诊抢救，并根据需要，报请主治医师或科主任共同检诊。

检诊是指医护人员对新入院患者进行的初步诊查工作。通过检查，了解病情，明确诊断，提出最佳治疗方案。对所有住院患者都实行"三级检诊"，即由经管医师、主治医师和正、副主任医师检诊。他们之间既有分工，又有协作，做到按级负责，各司其职。按规定，对入院的患者，医生一般应在 2 小时内进行检诊，详细询问病史，认真进行体格检查和辅助检查，作出初步诊断，下达医嘱。主治医师和主任医师对上述处置作必要的审查、补充和修改。如果是中午或晚间入院，检查工作就由值班医生进行，待经管医生上班后,再去病房查看患者,为患者写入院病历。

患者入院后,经管医生除手术当日外,每天上午都要查房,了解患者的病情变化和生活情况,进一步明确诊断,修改治疗方案,做好患者的思想工作,同时检查医疗、护理工作完成的情况,发现问题及时纠正。经管医师每天还要对当日手术和重点(重危、疑难、待诊、新入院)患者进行巡视。患者入睡前由值班医生、值班护士普遍巡视,夜间由护士对重点患者进行巡视,主治医师每周至少查房 2~3 次,对所分管病区的患者分组进行查房和重点查房,尤其对重危、诊断未明、治疗效果不好的患者,要重点进行检查与讨论,听取患者的陈述,了解患者的病情变化,检查医嘱执行情况及治疗效果,最后决定出院或转院问题。科主任每周查房一次,解决疑难患者的问题,审查医生对新入院、重危患者的诊断和治疗计划,决定重大手术及特殊检查治疗,检查医疗护理质量。

3. 小儿住院期间的照料

小儿因病住院期间应注意满足其生理、心理和发育的需要,尽量以类似家庭为中心的照料。努力做到:

(1) 防止或减少与父母的分离,由父母陪住,尤其是 6 岁以下的幼儿。

(2) 熟悉的环境能提高患儿适应分离的能力。父母可从家里带来患儿喜爱的物品,如玩具、毯子、奶瓶、衣服、图书、文具等。

(3) 在病情不重情况下,可安排患儿一些兴趣活动,如学习、游戏、绘画、看电视、唱歌等。

4. 探望住院患者的注意问题

探望患者时,要注意下列几点:

（1）按医院规定时间探望。医院为了保证上午医生查房和治疗，中午、晚上患者休息，通常把探望时间安排在每天下午 3~4 时至 6~7 时。探望重危患者，可持病危通知单随时探望。特殊情况，须经门卫与病房联系，经同意后才给予探望。传染病患者规定每周探望 1 次。

（2）探望患者要领取探望证（牌），每次 1~2 人。学龄前儿童不得带入病房。

（3）探望人员态度要热情大方，谈话要文明亲切，举止要礼貌端庄。一般亲友或同事不宜探望过久，一方面可让其他亲友来探望，其次不要让患者太疲劳，做到热情礼貌告别。家属探望时，要问清患者有什么需要，应该尽量满足。

（4）探望时，要真切地关心患者的病情，鼓励患者与疾病作斗争，祝愿早日恢复健康，告诉患者家庭或者单位的喜人信息，切忌给患者恶性刺激（包括关于患者健康方面），以免在患者心里投下不愉快阴影。不应问的事不问，不该说的话不说。

（5）家属或单位领导需要询问患者病情，可和值班医生联系。

（6）探望人员要遵守医院的规章制度。

另外，看望患者时，带哪些食品好呢？

有的人以为送营养价值高的食品为佳，可以给患者"补"一下，可是往往事与愿违。例如给糖尿病患者送蛋糕、糖果，会使患者啼笑皆非，因为这些甜食品看得吃不得。所以，在探望前要了解一下患者的病情，以及适宜吃哪些食品和患者自己喜欢吃什么等。例如糖尿病忌送糖果、甜食，理想食物是大豆制品、肉松、鸡蛋、鸡鸭等；血脂过高、冠心病、高血压患者，要送些维生素丰富的食物，新鲜水果、豆制品等；胃及十二指肠溃疡患者忌送咖啡及辣、酸刺激性食品；急性肾炎、水肿、心力衰竭的患者忌送含盐食品等。

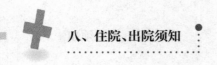

5. 怎么陪护住院患者

患者是否需要陪护,由医生或护士长根据病情决定,发给陪伴证,注有陪伴日期,过期作废。

陪护必须做到:

(1) 遵守医院规章制度,听从医务人员的指导。

(2) 不得擅自闯入医务人员工作室,随便翻阅病历和其他医疗记录。

(3) 不得擅自离开所照顾的患者。必要外出时,须向医务人员请假。

(4) 对待患者要热情,耐心体贴,避免给患者任何恶性刺激。不要谈论有碍患者健康和治疗的事情。

(5) 帮助医务人员做好一般护理工作,注意患者的饮食、生活和大小便。例如,高热患者多给喝水;瘫痪患者更换体位,擦汗翻身;手术患者要帮助早日起床活动等。

(6) 不吃患者的食品,不使用患者的用具,更不要在患者床上睡觉。

(7) 保持病房清洁、安静。不准在病房内吸烟、喝酒。

(8) 爱护公物,节约水电。讲文明礼貌,加强患者间团结互助。

6. 怎样给住院患者床上擦浴

对病情较重或活动不便的患者,为保持患者清洁舒适,促进血液循环和皮肤排泄功能可进行床上擦浴。其方法为:

(1) 将所需物品包括大毛巾、洗澡毛巾、面巾、面盆、肥皂、热水及清洁衣裤等带至患者床边。

(2) 关好门窗,调节室温。

（3）松开盖被，为患者洗脸及颈部。

（4）脱下衣服依次擦洗上肢、胸腹、背部、下肢及会阴、擦洗时动作要敏捷，用力要适当。根据情况更换清水。注意将皮肤皱褶处擦洗干净，并随时为患者盖好衣被，避免不必要的暴露，防患者着凉。

（5）擦洗后为患者换上清洁衣服，需要时为患者剪指（趾）甲。

（6）按需要更换床单（在值班护士同意下），整理床铺。

7. 怎么办理出院

出院，一般由医生在前一天开好出院医嘱。患者在出院时要做好以下几件事：

（1）向护士领取出院证，出院通知单和出院处方，出院记录。需要转院的，要领取转院证明。

（2）问清医生出院后的注意事项，包括药物用法、饮食、休息、复诊、随访观察等。

（3）归还病房借用物品。到药房配药，去出院处办理结账手续。

（4）体弱，不能行走的患者，家属应事先联系好车辆。外地患者还应及早考虑到购买车、船票。

（5）病情不宜出院，患者及家属坚持要出院的，经劝阻无效，须由患者或者家属出具手续，作自动出院处理。

（6）出院时，要检查一下自己携带的物品，是否有遗漏。向同病室的病友热情告别。

8. 出院时要向医生问清几个问题

出院后，有些病仍然会卷土重来。因此，出院前患者应细心向医师讨教，以把好自我保健的关。

（1）疾病是否痊愈，出院诊断和入院诊断是否一致，这种病复发的可能性有多大。所谓痊愈是指疾病被完全彻底治好。能痊愈的病，一般是指某些急性病和急性传染病及经手术治疗的某些外科病。很多严重慢性病，只是临床症状消失，多为基本治愈。有些病则是好转，如肝硬化合并肝腹水，只是腹水消退；心脏病并发心力衰竭，只是心衰得到控制。对这些，患者在出院前都要弄个明白。

（2）出院后是否应坚持服药，用药过程中如何正确使用这些药物。这是预防疾病复发的一道关口。这个问题不弄清，常会导致病情恶化、复发。不用药、乱用药、不遵医嘱，都不利于巩固疗效。

（3）对于容易复发的疾患，应了解复发或恶化的信号，以便及早发现复发或恶化。了解这一点，可以避免拖延就诊治疗时间，防止严重后果的出现。

（4）需要了解隔多长时间上医院复查一次，重点复查哪些项目。一般来说，未痊愈的病都应定期复查，而不能凭自我感觉来决定是否要上医院复查，否则会错过及时治疗、抢救的良机。